**DOUTOR,
SÓ MAIS UMA DÚVIDA**

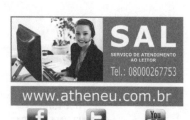
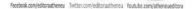

Paulo Gusmão

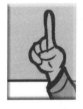 # DOUTOR, SÓ MAIS UMA DÚVIDA

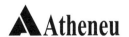

Editora Atheneu

São Paulo – Rua Jesuíno Pascoal, 30
Tels.: (11) 2858-8750
Fax: (11) 2858-8766
E-mail: atheneu@atheneu.com.br

Rio de Janeiro – Rua Bambina, 74
Tel.: (21) 3094-1295
Fax: (21) 3094-1284
E-mail: atheneu@atheneu.com.br

Belo Horizonte – Rua Domingos Vieira, 319 – Conj. 1.104

Capa: Paulo Verardo
Produção Gráfica: Fernando Palermo

Dados Internacionais de Catalogação na Publicação (CIP)
(Câmara Brasileira do Livro, SP, Brasil)

Gusmão, Paulo
   Doutor, só mais uma dúvida / Paulo Gusmão. -- São Paulo: Editora Atheneu, 2016.

   Bibliografia.
   ISBN 978-85-388-0720-9

   1. Bem-estar 2. Exercícios físicos 3. Hábitos saudáveis 4. Perguntas e respostas 5. Saúde - Promoção I. Título.

16-16-05502   CDD-613

Índices para catálogo sistemático:
1. Promoção da saúde   613

GUSMÃO, P.
Doutor, Só Mais Uma Dúvida.

©Direitos reservados à EDITORA ATHENEU – São Paulo, Rio de Janeiro, Belo Horizonte, 2016.

Introdução

Durante o lançamento de meu primeiro livro, *Saúde, o maior dos prazeres*, eu aguardava uma entrevista em um programa de televisão, quando encontrei nos bastidores o grupo de *rock* Biquíni Cavadão.

Velhos amigos desde os anos 1980, quando eu era guitarrista, o encontro foi muito divertido. Rimos bastante de episódios passados naquela louca década.

Passamos a falar sobre o meu livro, e, de repente, as perguntas começaram a se multiplicar:

– Posso matar a sede com refrigerante? Não gosto de água...

– Estresse faz mal mesmo? Mas nossos antepassados tinham muito estresse e eram magros e fortes... Como pode isso?

– Quanto mais fibra eu como, mais preso fica o meu intestino. O que eu faço?

Ao mesmo tempo em que eu respondia, surgia na minha cabeça uma ideia. Durante a entrevista, anunciei que – graças àquela conversa no camarim – tinha resolvido que escreveria um livro de perguntas e respostas sobre saúde, bem-estar, alimentação e atividade física.

Minha ligação com a banda ainda me presenteou com um momento inesquecível, quando matei a saudade dos tempos de palco me juntando a eles no número musical de encerramento do programa.

O nome do livro também surgiu ali, na hora.

Estava saindo do camarim deles, quando um me fez uma pergunta que ouço com muita frequência ao final das consultas:

– Doutor, só mais uma dúvida?

Bem, nada melhor do que começar a escrever um livro com o título já escolhido. Um formato simples, pensei. Perguntas diretas, respostas idem.

Mas, depois da terceira ou quarta, já não aguentava mais. Estava chato. Sem alma, sem história, sem personagens. Senti-me preso dentro de uma cela, jogando bolinha na parede. Bola indo, bola vindo. Coisa maçante, monótona, claustrofóbica.

Apaguei o que tinha escrito e comecei de novo, do jeito que eu gosto.

Falando direto com meu leitor ou leitora. Trazendo-os para dentro do livro.

Como?

Resolvi criar dois personagens, que me ajudariam a transformar esta obra num agradável bate-papo.

Um casal: Mariana e João Pedro.

Curiosos, inteligentes, desconfiados – contarei com eles para que abordem o maior número possível de questões.

Creio que, ao final, já parecerão muito reais... mas são 100% fictícios.

Agora, sim!

Personagens e uma história me aguardam, e não faço ideia do que vai acontecer.

Então, vamos até o meu consultório.

Onde tudo, enfim, vai começar...

B om dia, Jana!
— Bom dia, Dr. Gusmão.

E então, como está a agenda hoje?

— Linda.

Quando a Janayna, minha secretária, me comunica que a agenda está linda é porque está cheia demais.

— Jana, você sabe que a editora me deu um prazo para o segundo livro. Preciso escrever! Se ficar o dia inteiro atendendo, não me sobra tempo...

— Tudo vai dar certo, Dr. Gusmão. Não se preocupe.

— Já sei, Jana... O *ballet* do Cosmos...

— Isso, Dr. Gusmão, o maravilhoso *ballet* cósmico. Amém.

— E então, como está a agenda hoje?

— Ah, na parte da manhã tem a Gabi, o Guto e o Beto; depois vem a Mari com o marido.Respirei fundo.

— Jana, admiro a intimidade com que você conquista conversando com meus pacientes, e, se eles não se importarem de ser chamados por você desse modo, está tudo bem. Mas eu preciso de um papelzinho com nome e sobrenome. Você dizendo "Guto" eu não sei quem é.

— Guto, aquele bonitinho do cabelo espetado.
— Jana!
— Tá bom! Está aqui tudo direitinho: nome, sobrenome...
Falo assim, mas tenho muito apreço por ela.
Bem, comecei o dia e fui atendendo. A Gabi, o Guto, o Beto...
— A Mariana já está aí? – perguntei, pelo bate-papo do computador.
— Já, e o marido também.
— Primeira consulta dele, certo?
— Sim – respondeu ela.

Mariana é jornalista. Veio ao consultório querendo emagrecer. Dinâmica, acelerada, um tanto ansiosa, inteligente e muito curiosa. Um mês antes, tivemos uma primeira consulta longa. Ciente da mudança de hábitos que teria de fazer, me disse que acharia bom se o marido também viesse, já que, se ele compreendesse e adotasse minhas recomendações, ficaria mais fácil para ela. E ele estaria também precisando mudar os hábitos

Nesses casos, em geral a consulta é conjunta. E isso, às vezes, dá discussão. Lembro-me que, certa vez, ouvi da esposa de um paciente:

— Jorge Alberto, como é que você tem coragem de dizer pro Dr. Gusmão que come pouco à noite?

— No jantar eu como pouco, ora... Você não faz nada, só sopa, sopa, sopa...

— Doutor –, insistiu ela –, o Jorge toma a sopa e depois vai para a televisão, daí come salgadinho, amendoim, pipoca e biscoito de polvilho até a hora de dormir.

— Ué, se você me desse comida de verdade de noite, quem sabe eu não parava com o amendoim?

Nessas horas parece que estou assistindo a uma partida de pingue-pongue. A cabeça vai para lá e para cá...

Bem, de volta ao consultório. Mariana e o marido teriam então uma consulta conjunta.

— Entrem, fiquem à vontade –, disse à Mariana e ao João Pedro.
– Então, Mariana, tudo bem?

— Tudo, doutor. Eu já tinha avisado ao senhor que ia trazer o João, porque preciso da ajuda dele para conseguir mudar as coisas.

— Que bom, Mariana. Muito mais saudável estender a mão e trazer o seu marido para a saúde do que apontar o dedo para ele, culpando-o pela falta dela.

João inclinou a cabeça, elevou as sobrancelhas, como se estivesse avaliando o meu argumento.

— E você, João, é jornalista também?

— Não, doutor. Sou advogado.

— Sei. E...

— Ele não queria vir, doutor! Pronto, falei! – interrompeu rapidamente Mariana.

— Ih, Mariana – disse eu –, aí já não sei se é uma boa ideia. O ideal é que seja espontâneo. Por que não queria vir, João?

— Ah, doutor! Eu sinceramente não acredito nessas dietas. A gente faz, começa a emagrecer, depois não consegue mais. Ninguém aguenta esses regimes que vocês passam, aí parece que o peso volta a galope, e eu não tenho tempo para ficar fazendo academia todos os dias, sabe, é complicado... Chego em casa de noite cansado, quero tomar uma cerveja, comer alguma coisa, às vezes ainda preciso trabalhar até tarde e, quando não preciso, só quero ver um pouco de tevê e dormir. Aí, a Mariana quer fazer legume de noite, quer que a gente vá para a academia, eu não tenho energia para isso. Trabalho muito, vivo sem tempo para nada, tenho que ter algum prazer, não é?

Olhei para a Mariana. Ela reclamou:

> "Ninguém aguenta esses regimes. Trabalho muito, vivo sem tempo para nada, tenho que ter algum prazer!"

— Doutor, já dei o seu primeiro livro para ele ler, mas está lá do mesmo jeito.

— Eu durmo assim que começo, doutor... Desculpe, não é nada pessoal *(bom, fico feliz em saber que o livro pelo menos serve para insônia)*.

Fiquei em silêncio, folheando os exames dele. Então, expliquei:

— João, você deu muita relevância à questão da perda de peso. Mas a questão não é essa, é a sua saúde. Você se sente bem disposto? Vejo aqui que seus exames apresentam algumas alterações. Você não acha que seus hábitos atuais vão gerar problemas que eventualmente poderão diminuir sua capacidade de interagir com a vida?

— É, doutor, mas aí quem é que vai pagar as contas? Sobra conta e falta tempo... Vou levando... Eu tenho consciência de que numa hora eu vou ter de mudar, mas, por enquanto, está difícil. Só se eu fizer academia aos domingos, às 6 da manhã...

Mariana estava com lágrimas nos olhos. Acreditava que era possível e queria algo diferente para sua vida, mas não conseguia sozinha – seu marido estava acomodado em uma trajetória descendente.

Olhei para os dois.

Ali havia amor. E muito mais.

Em Mariana, uma vontade insegura e uma esperança quase desesperada. Em João, uma vontade de ser deixado em paz, mas, ao mesmo tempo, a consciência de que não havia paz em seu caminho atual.

Foi então que levantei e disse:

— Preciso da ajuda de vocês!

Os dois se entreolharam, confusos.

— Preciso escrever um livro com perguntas e respostas sobre saúde. Preciso da inquietude curiosa da Mariana e da desconfiança do João! Vocês poderiam me ajudar?

— Mas como? – quis saber Mariana.

— Vão para casa. Pensem que precisam construir um projeto de saúde. Que não querem que esse projeto venha pronto. Que querem saber das peças, das ferramentas, que desejam trilhar seu próprio caminho, tirar suas próprias conclusões e, a partir delas, fundar com alicerce sólido as bases para sua qualidade de vida. Vamos combinar? Passaremos algumas horas juntos, e eu tentarei responder tudo o que me perguntarem.

— Nossa, doutor, que legal! E aí João, topa? – animou-se Mariana.

> Ceticismo não é negativismo. É a atitude de quem não aceita como verdade qualquer coisa que lhe digam.

João levantou uma sobrancelha só, com um sorriso disfarçado.

— Posso perguntar qualquer coisa? Minhas perguntas podem soar impertinentes...

— Como o senhor mesmo reparou, Dr. Gusmão, o João é meio cético.

— Conto com isso! Ceticismo não é necessariamente pessimismo ou negativismo. É a atitude de quem não aceita como verdade qualquer coisa que lhe digam, sem que haja uma análise mais aprofundada. Você, Mariana, como jornalista, também tem que ser cética!

— Não tinha pensado desse modo – disse ela.

— Maravilha! – festejei eu, entusiasmado. – Quando poderemos começar? Domingo, 6 da manhã? Ah, não, o João tem academia, não é?

Quando João arregalou os olhos, Mariana já estava gargalhando.

Nosso encontro foi num sábado de manhã, na casa deles. Um apartamento agradável no Cosme Velho, aqui no Rio de Janeiro, num prédio clássico. Com uma sala grande, decorada com alguns acabamentos de gesso que lembravam pilastras antigas.

— Nossa, Mariana! Perfeito lugar para começarmos! Sinto-me em uma biblioteca romana!

O sol matutino iluminava um jardim de inverno, e, na sala de jantar, uma grande mesa nos aguardava. Liguei meu *laptop*, um gravador digital e comecei:

— Vamos escrever um livro?

Mariana sorriu.

Continuei:

— Quero que me perguntem o que gostariam de saber para, na prática, montarem uma estratégia de vida saudável. Quem é o primeiro?

João levantou o braço.

— Eu! – disse, sorrindo.

Rimos todos, já que ele parecia um aluno em sala de aula.

— *A todo o momento lemos informações sobre bem-estar. Muitas vezes contraditórias. Em uma hora, ovo é ruim para a saúde, em outra, não é.*

Hoje, leite é bom, amanhã pode deixar de ser. E por aí vai... Como saber no que acreditar? Como saber se uma resposta é confiável?

— Não poderia haver começo melhor. Se um livro fala sobre perguntas e respostas, comecemos pela definição delas.

> **A ignorância é um estado temporário de desconhecimento, facilmente reversível por informação.**

"A pergunta é uma forma verbal e articulada pela qual buscamos o esclarecimento de algo que nos é oculto, obscuro ou desconhecido. Com exceção das perguntas retóricas, que são modos de expressão e não exigem respostas (exemplo: "Não somos igualmente humanos?", "Não sangramos igualmente sangue vermelho?"), uma pergunta espera por uma resposta. A pergunta é a semente, e a resposta é o fruto. Gosto dessa analogia porque em geral um fruto carrega dentro de si a semente de outro, assim como uma resposta traz informações que podem suscitar nova pergunta ou fazerem evoluir um raciocínio.

Sou fã das perguntas. Instigam, geram movimento.

E as respostas? Bem, a ignorância é um estado temporário de desconhecimento, facilmente reversível por informação. Mas o problema maior não está em não saber. Um dos maiores filósofos da História, Sócrates, já admitia a condição de eterno aprendiz com sua famosa frase: "Tudo o que sei é que nada sei."

A própria medicina é aluna, uma ciência de certezas temporárias.

A luz não está na resposta, mas na pergunta. Até porque existem as falsas respostas. A crença nessas vem assolando a humanidade há séculos. Não falta quem as provenha, seja por interesse financeiro, vaidade, ou mesmo pela própria ignorância herdada.

— Assim, com tantas respostas incorretas, inexatas ou enganosas circulando por aí, realmente fica difícil saber em qual confiar. Mas vamos lá:

Em primeiro lugar, há perguntas *sem* respostas, pelo menos até agora. Há quem diga que o místico é o que ainda não se pode explicar, como já foram fogo, estrelas e raios, fenômenos da natureza que, por séculos, eram atribuídos a divindades diversas. Aplacar a fúria de um vulcão oferecendo um cabrito a uma entidade divina soa hoje como ignorância, mas já houve época em que desconfiar disso configurava heresia passível de punição letal. Com a quantidade de informação facilmente disponível hoje, é preciso certo grau de resistência ou preguiça para permanecer ignorante. Como eu adoro citar um filósofo grego, já dizia Platão que "é fácil perdoar uma criança pelo medo da escuridão; a tragédia da vida está nos homens com receio da luz".

Se existem perguntas *sem* resposta, para aquelas *com* resposta a avaliação de sua credibilidade é essencial. Para cada informação, pergunte-se qual a fonte que a originou. Origens apócrifas (sem identificação), devem ser desconsideradas, tais como rumores, boatos, fofocas, disse-me-disse e *e-mails* com textos alarmistas (*hoax*). A conexão cibernética global da população facilita a obtenção de informações, por mecanismos de busca, mas também serve como meio de disseminação de falácias as mais diversas.

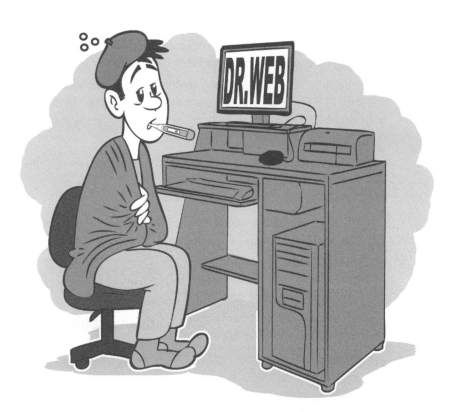

> **Seja uma dieta, exercício ou opinião, se pretende seguir algo como verdade, cheque a credibilidade.**

Investigar a procedência da informação é responsabilidade de quem quer usá-la de algum modo. Seja uma dieta, um chá, um tipo de exercício, uma opinião. Pretende seguir aquilo como verdade? Melhor saber se tem credibilidade ou não.

Muitas pessoas se baseiam na opinião de alguém famoso, ou na de algum especialista, como sendo suficiente.

Bem, se analisarmos as respostas pelo *grau de evidência científica*, veremos que, na verdade, a opinião de um *expert* não é considerada de alto grau de confiança.

Isso porque é do *expert*.

Se for de um pseudo*expert*, ou de especialistas de internet, blogueiros, moderadores ou curiosos, não dê a menor atenção, a não ser que haja referência científica comprovável àquela afirmação.

— Mas, Dr. Gusmão, como confiar então no que o senhor fala? O senhor é um *expert* – provocou João.

— Justamente, João – eu disse, rindo. – Em minha defesa, digo que minhas recomendações são baseadas em evidências científicas, que estarão listadas ao final do livro.

E continuei:

— Mas enfim, João, meu conselho, diante de matéria ou novidade sobre saúde, alimentação ou atividade física, é:

1. Desconfie.
2. Cheque a credibilidade da publicação (redes sociais, fóruns e blogs não costumam ser boas fontes).
3. Há referência científica? Essa referência é real? Cheque se o estudo realmente existe.
4. Espere. Nunca entre na moda. Modas passam ou são desmas-

> **Modas passam ou são desmascaradas.**

caradas. Se houver comprovação, o tempo e outros estudos dirão. Uma maneira de validação científica é a reprodutibilidade, ou a capacidade de produzir o mesmo resultado em condições idênticas. A verdade sempre aparece, e, mesmo assim, algumas vezes conclusões já consagradas podem ser desafiadas por uma nova pergunta, geradora de novo foco de pesquisa, que eventualmente pode contradizer o que já era considerado absoluto. Mais um ponto para as perguntas.

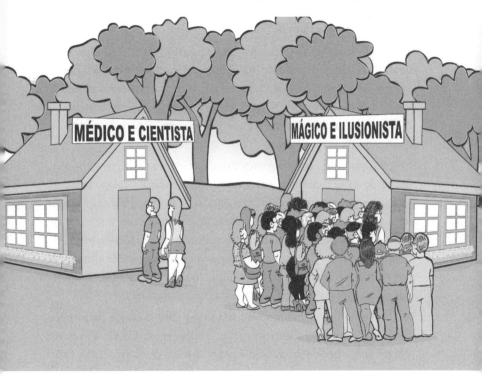

— Nossa, Dr. Gusmão, se todas as respostas forem desse tamanho a gente vai ficar aqui para sempre – brincou Mariana.

— Desculpe, Mariana, mas achei a pergunta do João ótima como fundamento. E você, qual a sua primeira pergunta?

— Bom, eu agora fiquei curiosa com a história do ovo e do leite, mas podemos deixar isso para depois. Seguindo o formato do João, vou tentar fazer uma pergunta de alicerce também.

Emagrecer não é perder peso.

— Manda! – exclamei.

— *O que é mais eficiente para emagrecer? Atividade física ou alimentação?*

— Vamos por partes:

Emagrecer não é perder peso. Emagrecer é diminuir a quantidade de gordura corporal. Uma pessoa pode ficar mais *leve* e *engordar* ao mesmo tempo, assim como pode ficar mais *pesada* e *mais magra* simultaneamente. No primeiro caso, basta que ela perca peso e ganhe gordura. No segundo, que ganhe peso, perdendo gordura e ganhando massa muscular.

Não sou adepto de regimes extremamente restritivos para promover o emagrecimento sustentável. Alimentações muito restritas (com pouquíssimas calorias ou exclusão de fontes alimentares) tendem a gerar uma resposta orgânica de estresse, com liberação de hormônios específicos (sobretudo adrenalina e cortisol) e perda de massa muscular. Quando a fome aperta e há ingestão de alimentos, as calorias serão prioritariamente direcionadas à formação de reservas energéticas (glicogênio e especialmente gordura).

Nosso código genético foi forjado por 200 mil anos de fome, e estocar gordura significa sobreviver. Tecido muscular, de alto gasto energético, é pouco interessante nesse cenário de subsistência. Com a perda de massa muscular, há menor gasto calórico em repouso, e mesmo "pouco" pode ser mais do que o suficiente. Ou seja, não é necessário o consumo de muitas calorias para que se ultrapasse o que o corpo gasta e o que sobra, claro, vira gordura.

Exemplificando, regimes muito severos acarretam no organismo um efeito similar ao comportamento econômico durante uma crise financeira. Gaste menos, e o que sobrar coloque na poupança como reserva estratégica.

— Dr. Gusmão, quer dizer que eu posso perder 2 quilos e na verdade estar engordando, ou ganhar 2 quilos e na verdade estar emagrecendo?

— Exatamente. O peso na balança diz o quão pesada ou leve você está. Mas somente a aferição do porcentual de gordura informa se o seu peso gordo está caindo ou subindo.

> O medo de adoecer adoece, o medo da morte limita a vida. Se quiser temer alguma coisa, tema o medo.

Recentemente, uma paciente minha se apavorou com o aumento de 2 kg de peso após uma viagem; na volta "fechou a boca" e ia diariamente à academia. Ao examiná-la, constatei que ela estava 2 kg mais leve. Ela ficou feliz e achou que tinha *emagrecido* os 2 kg da viagem. Um exame mais apurado de suas *medidas, no entanto*, mostrou que o regime de muito poucas calorias com atividade intensa tinha causado uma *perda de massa muscular de 3,5 kg*. Ora, se ela estava 2 kg mais leve mas tinha perdido 3,5 kg de massa muscular, onde estavam esse 1,5 kg da diferença? Na gordura. Na verdade, durante o regime intenso, ela perdeu muita massa muscular e não perdeu a gordura toda que adquirira na viagem. Ou seja, ficou mais leve mas não emagreceu, na verdade engordou.

— *Credo, Dr. Gusmão, é* sério isso? E *como é que eu vou saber se estou emagrecendo ou* **não**, *se eu só tenho balança?*

– Boa pergunta. No consultório ou academia, seu porcentual de gordura pode ser avaliado pelas dobras cutâneas, por bioimpedância ou, mais recentemente, até por ultrassonografia. Mas, em casa, mais importantes do que a balança são o espelho e as medidas de roupas. Veja, 1 kg de massa magra tem o mesmo peso, obviamente, do que 1 kg de gordura. Mas ocupa 25% do volume. Então, fique de olho nas medidas e não dê tanta importância à balança. Uma medida por semana está muito bom e afasta a neurose, impedindo que variações eventuais provoquem mudanças de atitude que vão comprometer a perda de gordura e o ganho de massa magra.

— Ai meu Deus, mas eu morro de medo da balança... disse rindo sem graça.

— Mariana, não é só você.

Mas quem tem sobrepeso e briga com a balança é como quem tem hipertensão e briga com o tensiômetro, ou quem tem diabetes e briga com o aparelhinho monitor de glicemia.

Os aparelhos são meros aferidores, que irão refletir o que está se passando na sua vida. Não têm poder nenhum sobre ninguém.

Parafraseando Borjalo*, a janela não pode ser culpada pela paisagem.

Se a paisagem está ruim, você pode até manter a janela fechada.

Só que, nesse caso, os olhos não veem mas o coração sente...

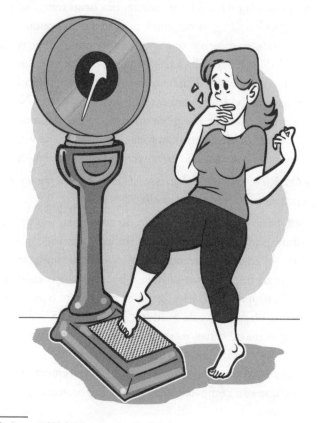

---

*Borjalo Lopes (1925-2004), cartunista. Referindo-se à censura, disse que o governo não podia culpar a janela pela paisagem.

— Poético... comentou João. Mas Dr..

— Espera amor, disse Mariana.

João ergueu os braços em protesto.

— Desculpe chuchu, disse ela abaixando um dos braços do marido. Só mais uma coisa.

Eu não sabia se ria pela cena ou pelo "chuchu"... Mas disfarcei bem.

— Entendi, Dr. Mas olha só, *uma vez eu entrei na musculação. Duas semanas depois, estava com 2 kg a mais e minha coxa não entrava na calça. Abandonei na hora!!! Fiz besteira?*

— Muito provavelmente, sim. Principalmente no início, ocorrem microrrupturas nas fibras, dor e edema, tudo como parte do necessário processo de reparação para a construção de um músculo mais forte e preparado para atender a demanda que originou o processo (o deslocamento do peso). Nessa fase, a sua gordura ainda está lá, mas a musculatura incha e, em mulheres (sobretudo nas pernas), esse efeito é mais perceptível. Se você tivesse feito uma medida da cintura, constataria não ter havido mudança, ou que, se tivesse havido, sua cintura teria diminuído. Se você tivesse persistido na musculação, a musculatura adquirida teria aumentado o gasto calórico em repouso e teria ajudado na perda de gordura. E a perna iria ficar com uma circunferência menor.

— *Musculação, então, é melhor do que treino aeróbico para emagrecer?*

— Bem, Mariana...

Havia uma bandeja de frutas à minha frente.

— Posso? – perguntei, pegando uma maçã.

— Claro, doutor. O senhor quer um suco, ou mais alguma coisa?

— Não, suco não... Um copo de água e a maçã já está ótimo, obrigado.

– Mas suco faz mal?

João protestou:

— Mariana, ele nem respondeu sua primeira pergunta! Calma!

Sorri.

— Ai, Dr. Gusmão, o senhor sabe que sou ansiosa...

— Vamos falar sobre tudo o que quiser, Mariana. Mas voltemos à sua primeira pergunta: o que é mais eficiente para emagrecer, atividade física ou alimentação?

O mais eficiente para perder gordura corporal e evitar os problemas de saúde associados ao seu excesso, dentro do conceito de que eficiência é o processo de alcançar resultados com mínimo uso de recursos, é a combinação dos dois. Uma alimentação balanceada e saudável, sem restrições drásticas ou exclusões malucas, é sinérgica com a atividade física regular.

— OK, Dr. Paulo, mas será que, antes de passar para o João, o senhor pode responder só se musculação é melhor do que exercício aeróbico para emagrecer?

— Ah, não, Mariana – interrompeu João. Vamos fazer o seguinte: eu faço uma pergunta e incluo a sua, OK?

— Justo – disse eu. – Manda, João!

— *Qual a diferença entre atividade aeróbica e anaeróbica? É verdade que aeróbica emagrece mais?* (dando uma piscadinha para a Mariana) *E procede a história de musculação com muita repetição e pouca carga dar mais definição muscular do que o inverso? E o treino aeróbico em jejum, funciona?*

— Vamos lá!

De modo mais prático, exercícios de curta duração, de não mais do que poucos minutos e com utilização explosiva de potência e força, como corridas curtas, saltos, arremessos, utilizam primariamente o sistema anaeróbico (sem oxigênio) de fornecimento de energia. Exercícios sustentados, de duração maior e intensidade de leve a moderada, como caminhar, correr, pedalar, nadar, utilizam primariamente o sistema aeróbico (com oxigênio) de fornecimento de energia. Durante uma aula ou treino, frequentemente os dois modos coexistem, principalmente quando o tipo de esforço é variado ou a demanda

Dietas muito restritas provocam perda de massa muscular e desaceleração metabólica[2].

muscular por energia cresce repentinamente. Por exemplo uma corrida de 100 metros ou nado de 50 metros, que dependem basicamente de explosão muscular e são de curta duração, dependem quase exclusivamente do sistema anaeróbico. Já em uma corrida ou nado mais longo, o predomínio é aeróbico.

> Há uma vantagem inegável em aumentar o gasto energético em repouso.

Exercícios aeróbicos são excelentes para a saúde. Entre os benefícios que trazem estão melhorar o perfil de colesterol, baixar a pressão arterial, regular a frequência cardíaca, promover o bem-estar mental e baixar a glicose no sangue, tanto pelo aumento da captação desse açúcar pelas células quanto pelo aumento da sensibilidade ao hormônio que a leva para a célula, a insulina. Contudo, os exercícios mais intensos e explosivos, de recrutamento muscular súbito e vigoroso, envolvendo força e potência, tipicamente anaeróbicos, têm um efeito maior em aumentar a massa muscular e em promover a queima de calorias em repouso.

Mesmo parado, nosso corpo queima calorias para energizar seus processos básicos de funcionamento vital. O coração bate, o cérebro pensa, o pulmão expande, os rins filtram, o fígado sintetiza e transforma substâncias, enfim, sempre há energia sendo gasta. Uma média de 1.200 Kcal por dia. Mas quanto mais massa muscular, maior é a quantidade de tecido gastando energia mesmo em repouso, e essa taxa aumenta bastante.

Como a maior parte do tempo não estamos fazendo exercícios, e o dia a dia das pessoas tende a ser bem pouco ativo, creio que há uma vantagem inegável nesse gasto energético em repouso promovido pelos exercícios anaeróbicos e pela consequente massa muscular. Optar pelo exercício aeróbico para emagrecer mais rápido pode ser um erro, principalmente se ele estiver associado a uma dieta restritiva. Isso causará perda de massa muscular, diminuição da taxa metabólica (velocidade de queima de calorias) e maior facilidade em recuperar o peso, caso aconteça uma lesão (como é muito frequente em praticantes exclusivos de exercícios aeróbicos).

> **O exercício anaeróbico ajuda a preservar a taxa metabólica e a massa muscular durante dietas de restrição calórica.**

Musculação com um número alto de repetições e uma carga baixa ajuda a promover a resistência muscular, ou a capacidade de o músculo contrair repetidamente antes da fadiga. Contudo, seu efeito na força ou na potência é inferior ao dos treinamentos com cargas mais altas e com menor numero de repetições. Quanto à definição muscular, isso vai depender da gordura. É possível conseguir o mesmo grau de definição muscular com os dois tipos de treinamento.

Com relação ao treino em jejum, alguns estudos mostraram um maior uso de gordura durante o exercício aeróbico nesse caso. Isso é óbvio. Se há jejum, e o nível de carboidratos é baixo, seu corpo vai utilizar mais gordura. Mas o treino não pode ser intenso, pois nem todo mundo tem a capacidade de transformar gordura em combustível rapidamente, e isso pode comprometer a performance, causar mal estar e gerar uma resposta intensa de estresse pelo metabolismo, incluindo a já citada retração de seu gasto energético em repouso. Melhor queimar carboidratos durante um treino intenso e muita gordura por horas depois, do que mais gordura durante um treino leve e pouca depois.

— *Nossa, meio complicado isso. O senhor disse que o exercício pode ser percebido como estresse e queimar massa muscular. Como vou saber se meu treino está causando isso, ou sendo percebido dessa forma?*

— Mais uma boa pergunta, João. Treinos intensos liberam várias substâncias, e entre elas o cortisol. Existem algumas maneiras de minimizar essa liberação, lembrando que a prescrição de suplementos deve ser acompanhada por um profissional da área, seja nutricionista esportivo, médico nutrólogo ou médico do esporte. As recomendações básicas são:

1. Usar um repositor de água, carboidratos, eletrólitos e aminoácidos durante treinos intensos[1];

2. Usar vitamina C;
3. Usar aminoácidos de cadeia ramificada (BCAA), na dosagem de 1 a 2 g antes e depois dos treinos;
4. Dormir bem;
5. Fazer treinos supervisionados, para evitar sobrecarga muscular e *overtraining*.

— *Mas o que é* overtraining?

— *Overtraining* é o comportamento que leva um treinamento a superar a capacidade do corpo em se recuperar. Pode ser por excesso de treino, por falta de nutrição e/ou de sono, por excesso de estresse, ou por se praticar exercício doente ou muito cansado. Manifesta-se com lesões musculares frequentes, lentidão na regeneração muscular entre treinos, interrupção na curva de ganhos atléticos, queda de imunidade, falta de apetite, náuseas, dores de cabeça e insônia, entre outros. Nesse cenário, quanto mais, pior.

Mariana não se conteve:

— *Quando eu exagero no final de semana, durante a semana seguinte fecho a boca e passo horas fazendo aeróbico. Isso está errado?*

— Sim, está. O final de semana tem mais eventos sociais, e – como você, que leu meu primeiro livro, sabe – durante esses dias a alimentação faz parte da saúde social, pois está inserida em contextos festivos, culturais e familiares, sendo importante para a consolidação do bem-estar. Trancar-se em dietas claustrofóbicas, punir-se com sentenças duras e depois "dar uma escapada" no excesso não é maneira de ser saudável. Uma coisa é variar os paladares, outra coisa é alternar austeridade com exagero. Dietas muito restritas provocam perda de massa muscular e desaceleração metabólica[2]. O exercício aeróbico não previne isso e pode até piorar. O exercício anaeróbico ajuda a preservar a taxa metabólica e a massa muscular durante dietas de restrição calórica, mas o ideal é manter regularidade, evitando

> **Uma coisa é variar os paladares, outra coisa é alternar austeridade com exagero.**

os altos e baixos. Nosso corpo sobreviveu a 200 mil anos de fome. Na escassez, nossos mecanismos de sobrevivência se ativam, e a gordura é considerada reserva estratégica indispensável. Certa vez uma paciente me disse que no final de semana comia feito uma louca, e durante a semana fechava a boca e malhava como uma louca. Isso não me parece uma boa opção. Parece, mesmo, muita loucura...

Todos riram.

— Ah, Dr. Gusmão, o senhor falando parece fácil, mas no dia-a-dia é tão difícil resistir às tentações!

— Mariana, o dramaturgo irlandês George Bernard Shaw dizia algo sobre tentação que acho perfeito: "Eu nunca resisto às tentações, porque as coisas que me fazem mal não me tentam."

Então, não é o chocolate, a pizza ou o *drink* que são tentações. O problema é o excesso. Mas já discuti isso um bocado em "Saúde: o maior dos prazeres". Sou totalmente alinhado com Mr. Shaw. O excesso me faz mal. Então, não me tenta. O sedentarismo me pesa – então, não fazer atividade física me faz mal.

Mariana continuou:

— *Como sei se estou no caminho certo? Parece, pelo jeito, que tudo que faço está errado!*

— Mariana, sua vontade de melhorar é o grande primeiro passo. Martin Luther King dizia que "fé é passar pelo primeiro degrau, mesmo sem ver a escada inteira". Então, tenha fé em si mesma. À medida que o tempo passar, e sua alimentação estiver regular e saudável, tanto do ponto de vista fisiológico quanto do social, quando sua atividade física estiver constante e desafiadora, e seu estresse bem gerenciado, seu bem-estar aumentará tanto, que o excesso de comida passará a lhe fazer mal, o sedentarismo ou um período sem atividade física a incomodarão, e ficar mal-humorada ou estressada prolongadamente lhe parecerá tão pouco natural quanto caminhar em um deserto sem beber água.

— Dr. Gusmão, aí o senhor tocou num ponto com o qual eu não me conformo. É uma dessas coisas nas quais eu não acredito – disse João.

DOUTOR, SÓ MAIS UMA DÚVIDA

— Fazer atividade física me cansa, não me dá prazer nenhum. Não consigo chegar a esse estágio de sentir falta dela; pelo contrário, odeio fazer ginástica. Como resolver isso?

Atividade física não me dá prazer. Como resolver isso?

— Boa, João. Se analisarmos nosso histórico, o ser humano sempre sofreu muito estresse. Só que havia muita atividade física diariamente, e a comida era escassa e/ou de digestão difícil, de alto gasto energético. Digerir alimentos crus gasta mais calorias do que o de alimentos processados. Hoje, o estresse de um advogado como você deve ser semelhante ou até menor do que o dos nossos antepassados que lutavam diariamente pela sobrevivência. Mas a oferta de comida é infinita e geralmente de digestão é rápida e sem custo calórico. A atividade física, então, nem se fala, virou praticamente opcional. O resultado disso, vemos aí: epidemia de obesidade, hipertensão, diabetes, doenças coronarianas e outros males.

O que ocorre com você provavelmente é parte de um ciclo. O cansaço é fru-

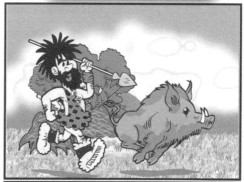

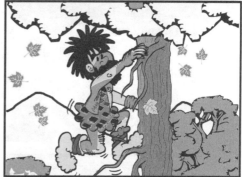

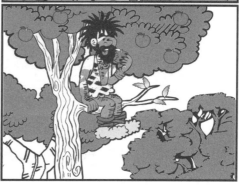

to do desgaste. E este pode ser reduzido pela maneira como você enfrenta seu dia a dia. Estando cansado, sua disposição para o exercício diminui, você não consegue imprimir ritmo nem gerar resposta neuro-hormonal satisfatória, como a produção de testosterona, IGF-1 (fator de crescimento), endocanabinoides, serotonina, en-

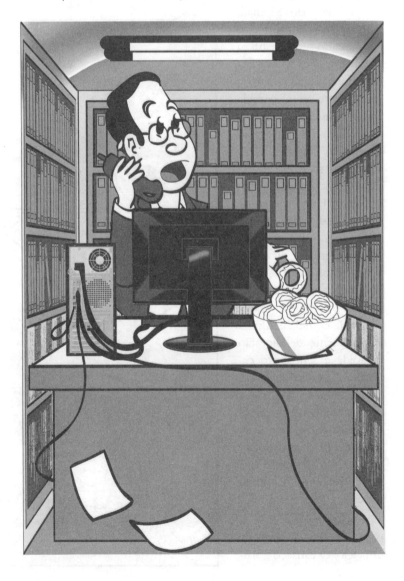

dorfinas e dopamina que estão entre as substâncias que melhoram o humor, geram bem-estar, aliviam dores e melhoram a qualidade do sono, entre vários outros benefícios. Você faz um treino cansado, treina pouco ou mal, e não dá continuidade. Outras pessoas relatam que quando se exercitam se sentem muito bem, mas faltam muito porque quando chegam em casa, existem vários empecilhos para que saiam. Sugiro que inclua sua atividade na parte da manhã antes de começar sua jornada, ou antes de voltar. Mesmo que sejam apenas 20 a 30 minutos por dia. Períodos curtos de treinamento geram mais facilidade em aderir a um programa dentro de uma rotina muito atarefada e têm resultados metabólicos equivalentes a treinos de maior duração[3, 4, 5]. Depois de algum tempo, você começará a se sentir mais bem-humorado, menos tenso e mais dinâmico, e todos esses aspectos estarão relacionados com a atividade física. Se parar, vai entrar no time dos que sentem falta.

Dr. Gusmão – perguntou Mariana –, o senhor fica para o almoço?

— Claro – respondi. – Se não for problema, passo o dia aqui, o livro está indo bem!

— Então está combinado – disse João. – Vamos liberar a mesa para os preparativos. Em sua homenagem, tem frango grelhado, arroz integral e salada, tudo bem?

— Ah, muito obrigado. Mas lá em casa provavelmente hoje o pessoal está comendo empadão – eu respondi.

— Ué, Dr. Gusmão – riu João. – *Empadão pode?*

— João, você *realmente* precisa ler meu primeiro livro. O que faz mal não é o alimento, é o comportamento. Existe lugar para qualquer tipo de alimento dentro de um comportamento saudável. Somos seres tribais; refeições são momentos de agregação e interação. Dieta saudável não significa trancar-se em regimes claustrofóbicos, tampouco buscar a saúde significa sentenciar-se a uma vida espartana de regras rígidas. Mas quem busca na comida uma fonte química de gratificação para compensar uma vida ansiosa e angustiada e troca ali-

> **O que faz mal não é o alimento, é o comportamento.**

> **Deve haver prazer em fazer bem a si mesmo.**

mentos saudáveis rotineiramente por frituras, doces e lanches rápidos vai acabar ficando doente. Deve haver prazer em fazer bem a si próprio, e liberdade para transitar livremente por todos os tipos de alimento, sejam aqueles que visam manter sua máquina orgânica em ótima forma, sejam aqueles que não estão ali para nutrir, mas para fazer parte de sua saúde mental e social.

— Não falei, João? — lembrou Mariana. — Eu queria fazer estrogonofe, doutor. Ele disse que não ia passar vergonha na sua frente. Eu li seu livro, me lembro da história do churrasco, vi a entrevista em que o senhor fala até do acarajé.

— Acarajé? — espantou-se João. — Mas acarajé é fritura braba!

— Bem, João, deixe-me contar uma história que o fará entender melhor essa questão de alimento social, cultural e afetivo.

Chama-se "O acarajé e eu":

Era meados da década de 1970. Meu pai ainda era vivo. Passávamos todas as férias de final de ano em Salvador, com a família de minha mãe, que era baiana.

Uma família típica nordestina, festiva, carinhosa. E grande. Minha mãe tinha duas irmãs e nove irmãos (ela é viva, mas alguns tios já se foram), além de uma infinidade de primos.

Tinha mais afeição pelo meu primo Cascão, apelidado assim pela afinidade com os hábitos de higiene do personagem de Maurício de Souza. Cascão tinha sido criado solto nas ruas de Itapuã, e quando eu, garoto urbano de colégio católico, passava uns dias por lá, me sentia o próprio capitão da areia.

Saíamos descalços pelas ruas do bairro baiano, cedo, sem um tostão no bolso. Comíamos uma fruta na barraca de dona Fia, uns pedaços de beiju de coco na tenda de seu Firmino, e toca pra praia. Passava o menino do picolé, víamos se tinha um "boiadinho" — picolé semiderretido que ninguém mais ia comprar, mas que era puro deleite para nós.

Não sabia o que me excitava mais. Se os sabores das iguarias, sobreviver sem dinheiro, a liberdade, o banho de mar com aquela água morninha, a brisa eternizada em canção de uma tarde em Itapuã...

Final do dia, íamos à barraca da baiana perto do farol, descolar um acarajé. Ou, pelo menos, uns pedacinhos de massa, que ela colocava no tacho com dendê fervendo e depois servia em guardanapos de papel encerado. Se sobrassem vatapá e camarão seco, aí era completo. Glória, meu Pai, *vixe*...

Outro dia, saindo do consultório, fui pegar o carro e senti o aroma do acarajé. Procurei e achei uma barraca na esquina, perto da Cobal de Botafogo, onde um baiano, sim, baiano com "o" no final, preparava um acarajé que parecia delicioso.

Pedi uma prova da massa, entendido que sou. Acarajé massudo não como, tem que estar crocante... Estava. Hummmm, pedi um completo.

Massa de feijão fradinho descascada, misturada com sal, frita no óleo de dendê fervendo, com vatapá, camarão seco e um tico de pimenta, suficiente para ser notada mas sem exagero, para não anular os sabores.

À primeira mordida, mergulhei no meu passado de olhos fechados; me vi ali em pé, no farol de Itapuã, só de *short*, pé imundo, sem camisa, pele queimada de sol e esbranquiçada de sal.

— *Doutor Gusmão, o senhor come isso???*

Abri meus olhos, trazido bruscamente à realidade, e me deparei, ali naquela esquina escondida e até algo escura, com um paciente.

Não tinha como explicar naquele momento toda a simbologia daquela refeição e, na verdade, nem queria, até porque o acarajé esfriaria.

Disse a ele que esclareceria tudo na nossa próxima consulta, mas que, naquele momento, eu era exclusivo do acarajé. Ele riu, meio sem entender, mas felizmente depois tivemos a oportunidade de conversar sobre isso, e até hoje damos boas risadas quando tocamos no assunto.

Do ponto de vista do nutrólogo, o acarajé é realmente um quitute complicado: quase 600 Kcal, é uma fritura na imersão em um óleo que tem muita gordura saturada e fica queimando por muito tempo em alta temperatura, o que aumenta seu potencial inflamatório. Minha consciência ecológica também se incomoda, já que milhares de litros desse óleo são jogados nos ralos e galerias pluviais, quando poderiam ser reciclados em sabão ou biodiesel.

Se alguém me perguntar se eu recomendo acarajé no dia a dia da sua nutrição, claro que vou dizer que não.

Mas, se você for à Bahia, provar um acarajé está no roteiro das visitas gastronômicas que tanto falo que fazem parte de nossa saúde social e cultural.

Para mim, ainda é muito mais do que isso.

Tenho um corpo saudável, sou feliz, pratico esportes, creio que tenho total capacidade de processar um acarajé que me visita trazendo lembranças tão ternas. Estou certo de que o bem que o bolinho faz à minha alma, trazendo de volta por alguns mágicos instantes a beleza daquelas minhas tardes em Itapuã, superam em muito a forcinha que meu sistema digestivo há de fazer para gerenciar aquilo tudo. Até porque sabe que, no dia seguinte, será premiado como sempre com o que há de melhor para o seu bem-estar.

Lambi os beiços, paguei, agradeci e fui para o carro lembrando das areias brancas e das águas escuras da lagoa do Abaeté, do sorriso franco do meu avô Deraldo, do coração infinito de minha avó Maria... Estômago cheio, coração pleno, alma leve, olhos lacrimejantes e nos lábios um assovio: "Passar uma tarde em Itapuã, ah, o sol que arde em Itapuã..."

— Que legal essa história! – disse João com um entusiasmo raro.

— Agora entendi bem, Dr. Gusmão. E virando-se para Mariana, completou:

— Ainda dá tempo de fritar umas batatinhas?

— Para, João – riu Mariana. – Aliás, por falar nisso, doutor, *frituras feitas nessas máquinas que usam só ar quente são mais saudáveis?*

— Boa pergunta. Há alguns anos surgiram máquinas que prometiam fritar batatas ou *nuggets* sem óleo, só na base do ar quente. Isso não é totalmente verdade. Batatas congeladas cortadas e prontas para colocar na frigideira, no forno ou em uma dessas máquinas, são pré-fritas. Se optar pelo uso de batata fresca, será necessária a adição de um pouco de óleo. O tempo e a energia elétrica gastas são muito maiores, e o gosto pode frustrar. De todo modo, a quantidade de gordura é muito menor do que as frituras por imersão convencionais.

— *Por que a fritura por imersão é tão ruim?*

— Todo óleo tem uma temperatura a partir da qual começa a sofrer alteração em sua estrutura molecular. Isso é chamado ponto de fusão, ou de fumaça (*smoking point*). A partir dessa temperatura o óleo começa a se oxidar e a liberar substâncias tóxicas. Então, quanto maior a temperatura e quanto mais tempo o óleo ficar exposto a ela, pior a qualidade. Além disso, quando um alimento entra em contato com o óleo aquecido, em um primeiro momento a água que está dentro do alimento ferve e faz um fluxo em direção à superfície do alimento, impedindo que a gordura entre. Se permanecer mais tempo, contudo, toda a água vai embora e a gordura começa a entrar, aumentando sua quantidade no alimento que vai ser ingerido.

— Mas, e as batatinhas crocantes? – Mariana quis saber.

— Se uma batata passa por um processo de pré-cozimento, é congelada e depois imersa rapidamente em óleo resistente, como o de canola, que está há pouco tempo aquecido, fica crocante e não é tão ruim para a saúde. Mas é comida social, como toda e qualquer fritura. Deve ser eventual, não é boa para o dia a dia.

— *O senhor falou em óleo de canola. Já ouvi dizer que é péssimo.*

— Não existe uma planta chamada canola. Canola, na verdade, é uma abreviação de *Canadian oil low acid*. É extraído das sementes de colza, que, por processo de cultivo seletivo, reduzem a quantidade de ácido erúcico do óleo de colza de 50% para 2% ou menos. O ácido erúcico em altas concentrações é tóxico e pode causar dano cardíaco. Sua dose tolerada é de 500 mg, o que está 100 vezes abaixo daquela que causa toxicidade em modelos animais. Uma pessoa teria que tomar mais de 2 litros por dia de óleo de canola para chegar ao nível tóxico para o coração. Nessa quantidade, qual óleo não faria mal? O óleo de canola não só é saudável[6], mas também muito resistente a altas temperaturas. O azeite de oliva, no entanto, permanece como boa opção. Para temperaturas entre 150 e 180 graus, o azeite aguenta bem[7] e dá mais aroma. Acima disso, e até 250 graus, melhor usar o óleo de canola. Em comparação com os tradicionais óleos de girassol e soja, os dois têm demonstrado ser mais saudáveis[8]. Além deles, um estudo bem recente chama a atenção para a propriedade anti-inflamatória e antiaterosclerótica do óleo de gergelim, que tem um ponto de fusão menor do que o de canola, mas aceita temperaturas similares às do azeite[9].

— E o óleo de coco? Emagrece mesmo?

– O óleo de coco é bem polêmico. Alguns defendem que, apesar de ser vegetal, tem gordura saturada, e por isso deve ser evitado. Não há consenso, porém, em relação a ele. Um estudo brasileiro mostrou diminuição no colesterol e na circunferência abdominal com seu uso, comparado à utilização de óleo de soja em mulheres submetidas ao mesmo regime dietético[10].

Já me deparei com estudos mostrando estímulo à produção de citocinas, como a IL-6 (fator inflamatório), com o ácido láurico, o que não é bom, assim como outros mostrando atividade antimicrobiana e, possivelmente, protetora do sistema cardiovascular. Teremos que aguardar mais.

— Mas por que a inflamação não é boa? Não é um resultado natural de nosso sistema imunológico?

— João, você está arrasando nas perguntas. Conhece o ditado que diz que "a diferença entre o remédio e o veneno está na dose"? Pois é. A inflamação é um processo saudável, que nos ajuda na eliminação de micro-organismos invasores e na reparação de lesões e injúrias. Mas a inflamação crônica causa vários problemas à saúde. A resistência à insulina e à leptina, que está altamente ligada ao diabetes, à obesidade e ao risco cardiovascular, é um deles. Hoje em dia, estudos dão muita atenção à influência da inflamação crônica por diversos fatores (desde gengivites, doenças articulares a infecções crônicas) na saúde e longevidade[11].

— Está na mesa! – avisou Mariana.

— Opa! Vamos ao frango grelhado – disse eu, rindo.

Enquanto nos servíamos, Mariana voltou à carga:
— Dr. Gusmão, e em relação aos temperos?
— Que bom que perguntou, Mariana!

Apesar de ser francamente a favor de incursões eventuais e moderadas em pratos mais gastronômicos como parte da saúde familiar, social e mental, na maior parte do tempo nosso corpo precisa de alimentos com pouca gordura, de carboidratos que sejam lentos na sua absorção, além de legumes e hortaliças para obtermos as fibras, vitaminas e minerais de quem é *expert* nisso, e que ficou ligado à terra absorvendo esses nutrientes para depois generosamente ofertá-los a nós.

Então, um típico almoço deve ser constituído de uma proteína magra, salada, legumes, um carboidrato como arroz integral e um pouco de azeite, de preferência extravirgem (não refinado, mais saboroso e rico em nutrientes). Como este aqui.

No jantar, deve ser a mesma coisa. Entre essas refeições, frutas secas, oleaginosas, frescas, iogurtes, cereais.

— Mas, Dr. Gusmão, isso acaba enjoando – pontuou João.

— Então, vamos lá. Primeiramente, quem está construindo uma identidade consciente de que o maior prazer é a saúde chega em

> O prazer em comer só ligado ao paladar é pouco evoluído, pouco consciente.

casa relaxado, porque respirou e meditou ao longo do dia, e sem fome, porque lanchou devidamente, indo logo beijar a família, porque o exercício do amor traz mansidão e diminui a ansiedade. Isso já prepara bem o cenário.

Chegar em casa estressado, morrendo de fome, já entrar reclamando de alguma coisa e depois disso comer uma sopa ou salada com frango grelhado é dose para leão. Como diria Sun Tzu, autor de *A arte da guerra*, seria como ir para a batalha menosprezando e desconhecendo o inimigo, que ficou monstruosamente forte ao longo do dia. Se vencer, será uma vitória temporária.

— OK, Dr. Gusmão. Mas, mesmo assim, estando tranquilo, paz e amor e blablablá, acabo enjoando de frango grelhado com salada – insistiu João.

— Mas é aí que entram os temperos – respondi. – Ontem, jantei filé de frango grelhado, arroz integral e purê de abóbora. E gostei. Gostei tanto pelo sabor, quanto pelo bem que me faz. Sinto a força embutida naqueles alimentos e quantas alegrias me permitirão viver por ter esse carinho comigo mesmo. O prazer em comer só ligado ao paladar é pouco evoluído, pouco consciente. Mas o sabor também é importante.

Que tal ter uma prateleira de especiarias? Muitas delas são, além de saborosas, funcionais. Anti-infecciosas e antitumorais, como o açafrão da índia e sua curcumina[12], ótimas para emagrecer, como várias pimentas e sua capsaicina[13], isso para não falar do gengibre, da canela, da noz moscada, do açafrão, do alecrim e do alho, entre tantas outras...

"Uma ponta de colher de mostarda francesa no frango, um pouquinho de *curry* ou pimenta rosa nos legumes e *voilà*!

> O exercício do amor traz mansidão e diminui a ansiedade.

Parece que um chefe francês passou por ali e deixou aquele seu pratinho sem graça uma "marravilha"!

— Opa, é pra já, vou pegar uma mostarda! – animou-se João.

Quando já estávamos preparados para começar, chegou em casa o filho deles, o Felipe, de 17 anos.

— Oi, meu amor – saudou Mariana. – Senta aqui, aproveita. Esse é meu médico, Dr. Paulo Gusmão. Estamos escrevendo um livro!

— Livro? – perguntou Felipe, curioso.

— Sim, ele está passando o dia conosco, e nossas perguntas vão ser usadas no livro que ele está escrevendo.

— Legal – disse Felipe, puxando uma cadeira.

Sentou, olhou para a comida, e continuou.

— Tá sem graça este almoço hoje, hein? É por causa do médico? – perguntou, algo irônico...

— Na verdade, estávamos falando sobre isso agora. Você quer alguma coisa diferente? – quis saber a mãe.

— Farofa, feijão, refrigerante e, se tiver, batata palha de saquinho... Pode?

— Já vou buscar – disse Mariana, olhando para mim. – Esse menino só come tomando refrigerante. Não é ruim para a saúde, doutor?

Dei uma respirada. É complicado lidar com adolescentes e jovens. Melhor é formar a identidade dietética na infância, pelo exemplo. Depois, fica um pouco mais difícil.

Felipe ficou olhando para mim, esperando algum comentário. Lembrava muito o João.

Mas eu não disse nada, apenas sorri.

Iniciado o almoço, João adorou o frango grelhado com mostarda, e Mariana colocou pimenta do reino no chuchu e na cenoura.

Felipe já estava quase acabando. Devorava o prato rapidamente, entre goles de refrigerante.

Puxei assunto.

> **O suplemento é um acabamento, mas a atividade física, o sono e alimentação fazem parte do alicerce.**

— E aí, Felipe, faz esportes?

— Jogo futebol, faço jiu-jítsu e musculação – disse, sem parar de comer.

— Menino, não fala de boca cheia! – repreendeu Mariana.

Ele fez um sinal com a mão: "Foi mal!".

Engoliu e me perguntou:

— Aliás, doutor, aproveitando que o senhor está aqui, eu estava querendo tomar suplemento Whey Protein, e meus pais não deixam...

— É perigoso, filho – disse Mariana.

— E muito caro – resmungou João.

— Não é perigoso, mãe, todos os meus amigos tomam...

Mariana olhou para mim, pedindo socorro.

Aproveitei o gancho:

— Felipe, suplemento é para suplementar o que falta. Se você quer ganhar massa muscular e perder gordura, tem algumas coisas que eu estou vendo aqui que precisam mudar. O suplemento é o acabamento, mas a atividade física, o sono e a alimentação são o alicerce.

— Por exemplo: Quando foi sua última refeição?

— Ahn... Comi uns biscoitos quando saí de casa hoje de manhã. Agora, tô morrendo de fome.

— Então, um jovem de 17 anos está com o metabolismo e os hormônios a toda. Você precisa se alimentar frequentemente para não quebrar massa muscular, para não ficar com muita fome e assim evitar comer do jeito que você está comendo: rápido, depois de um jejum prolongado, e se enchendo de líquidos. Com essa fome toda, sem comer desde ontem, eu também comeria assim. É instintivo. Mas, comendo rapidamente, não há tempo suficiente para a mastigação, para a mistura com a saliva, e você acaba tendo que beber enquanto come. Alimentando-se rapidamente o seu

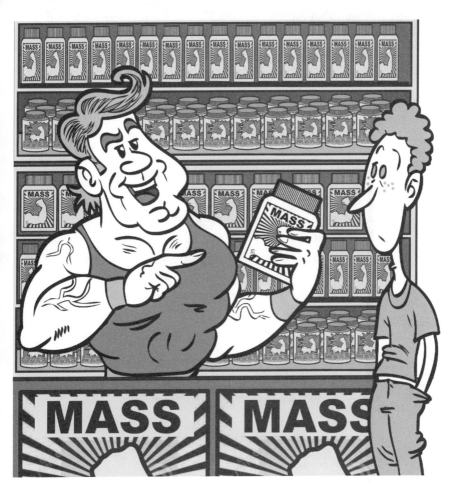

sinal de saciedade é dado quando muitas calorias já entraram no estômago. Leva cerca de 20 minutos para o cérebro ser avisado. Você devorou seu prato em cinco, então só interrompe mesmo quando o estômago está lotado. Se você comer menos e parar, vai ficar com fome por alguns minutos, mas depois passa. Se comer devagar, vai se saciar com menos. Se beber menos líquidos, vai aproveitar melhor os nutrientes, já que o bolo alimentar vai entrar em contato mais adequado com a saliva e o suco gástrico não ficará alterado ou diluído. E, comendo frequentemente, não vai perder massa muscular. Se quiser, beba água 15 a 20 minutos antes, ou 1 hora depois das refeições, ao sentir que já não está com o estômago cheio. Mas tudo isso precede o uso de suplementos. Faz parte do alicerce.

Felipe ouvia atento.

— Imagina a seguinte cena, um diálogo dentro do estômago:

> — *Ó saliva!*
>
> — *Fala, suco gástrico!*
>
> — *Olha aqui, eu não sou triturador de pia, não... O cara tá sem dentes?*
>
> — *Não, amigo, ele não mastiga mesmo... Eu até tento começar a dar um trato na comida lá na boca, mas não dá tempo! Olha o tamanho desse arroz! Fico até constrangido...*
>
> — *Sossega – responde o suco gástrico. – Meu superácido concentrado aqui, que eu estou preparando no capricho, vai dar jeito.*
>
> — *Suco? – chama a saliva.*
>
> — *Fala, tô ocupado! – responde impaciente o suco gástrico.*
>
> — *O que é aquilo que está vindo lá de cima?*
>
> — *É... É...*
>
> — *AH, NÃO! REFRIGERANTE!!!! – gritam em uníssono. CHUÁÁÁÁÁÁÁÁ!!!!!!*
>
> *Glub, glub... Ugh!*

Risos generalizados.

— Mas e suco, então? Adoro suco! – disse Felipe.

Olhei para a Mariana e me lembrei da pergunta sobre suco que ela tinha feito antes.

— O suco não é, nem de longe, a melhor maneira de ingerir frutas.

João quase engasgou:

— Pô, doutor! *Suco de frutas não é bom para a saúde?*

— Raciocinem comigo. Temos um intestino longo. Quase 10 metros de extensão, com 60 a 70 m² de área de absorção. Uma fruta inteira, integral, tem fibras, casca e polpa. Leva bastante tempo na digestão, gera gasto calórico nesse processo digestivo e chega ao intestino grosso ajudando na formação de bolo fecal e da flora bacteriana. Já o suco é absorvido muito rapidamente, elevando a glicose. Não gera gasto calórico na digestão e não chega no intestino grosso. Sucos industrializados, incluindo os ditos *light* são piores, pois têm conservantes e, muitas vezes, xaropes que aumentam ainda mais o nível de açúcar após a ingestão. Os sucos aumentam o risco de diabetes, enquanto que o consumo de frutas integrais o diminui[14].

— Água com gás, então? insistiu Felipe.

Bem, a explicação indica que a ingestão de *qualquer* líquido na refeição vai prejudicá-la.

— *E água com gás tem muito sal, não é Dr. Gusmão?* pontuou Mariana.

— Na verdade não, Mariana. A média da quantidade de sal nas águas gasosas é de 30 mg por litro, o que é muito pouco. As águas de fonte natural têm outros minerais, como estrôncio, potássio, selênio e magnésio, todos em quantidades modestas. A maior concentração mesmo, tanto nas águas minerais naturais quanto nas gaseificadas artificialmente, é o bicarbonato, e já existem evidências de benefícios cardiovasculares pela sua ingestão . E claro, beber água com gás não engorda, e hidrata do mesmo modo que a água não gasosa. Claro que como tudo em excesso, muita água gasosa pode irritar a mucosa do estômago e pessoas com gastrite crônica não costumam tolerar bem o seu consumo. Mas aí o problema não é da água. É do excesso, no primeiro caso, e da gastrite, no segundo.

— *Bom saber, adoro água com gás. Mas e um refrigerante fora da refeição pode? – indagou João.*

— Pode, socialmente. Mas, tanto o refrigerante comum quanto o *diet* estão ligados a uma maior incidência de diabetes, de síndrome metabólica, de doenças cardiovasculares e de obesidade, entre outros[15,16]. A relação está diretamente ligada à quantidade ingeri-

> **Sucos que misturam vegetais e frutas não são iguais a sucos de fruta pura.**

da. Quanto mais frequente o uso, maior o risco.

— E o *suco* detox, Dr. Gusmão? – interessou-se Mariana.

— Sucos que misturam vegetais e frutas não são iguais a sucos de fruta pura. A velocidade com que a glicose sobe no sangue (índice glicêmico) é reduzida pela presença das fibras. Além disso, é possível fazer várias combinações, com quantidades variadas de calorias e foco em determinada função. Por isso, também são chamados sucos funcionais. A adição de cenoura eleva a concentração de betacarotenos, que são precursores da vitamina A. A inclusão de beterraba adiciona betaína, importante para a saúde cardiovascular e para a força muscular. Folhas, como a couve, aumentam a concentração de ferro e antioxidantes, e algumas sementes (como chia e linhaça) acrescentam ação anti-inflamatória e pró-intestinal, entre tantos outros. Por fim, há pessoas que não gostam de comer frutas e legumes, e os sucos, como os caldos e sopas, são formas práticas de administrar nutrientes importantes para a saúde em geral, ou mesmo para um perfil específico.

Mas vale a pena comentar essa denominação *detox*. Nosso organismo tem mecanismos para metabolizar, processar e excretar toxinas. Me parece muito mais razoável parar de ingerir a todo momento venenos do que tentar compensar fazendo regimes *detox*. Isso tem um apelo comercial muito forte, cujo alvo são as pessoas culpadas pelos abusos e que veem no detox uma espécie de penitência, que depois de cumprida, purifica o corpo dos pecados (risos) e as libera para novos exageros.

> **Me parece muito mais razoável parar de ingerir a todo momento venenos do que tentar compensar fazendo regimes *detox*.**

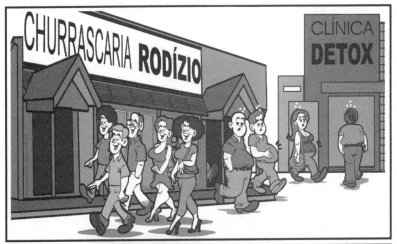

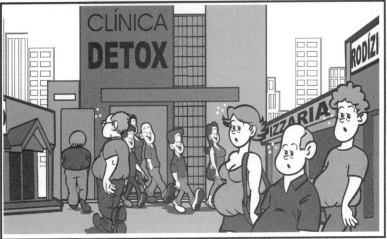

Mariana, rindo, olhou para o meu prato.

— Coitado, falou tanto que nem comeu – disse ela. – Espera aí, que eu vou esquentar, Dr. Gusmão.

— Bem, não posso ficar falando sobre saúde em jejum.

Então, mandei brasa no frango (coloquei alecrim), no chuchu, cenoura e couve-flor (coloquei um pouco de parmesão ralado), e no arroz integral. Delícia! Nem precisou esquentar...

— E a sobremesa, Dr. Gusmão? Tenho muita vontade de comer doces depois de uma refeição.

— Isso é muito comum, e não tem explicação, a não ser hábito. Tem pessoas que precisam de um café, outras querem fumar um cigarro. Com relação ao doce depois após comida, o ideal é não comer, pois essa glicose adicional elevará mais ainda os níveis de insulina. Isso pode gerar fome precoce, e, se a pessoa estiver acima do peso, não a ajudará a perder gordura. Mesmo os doces sem açúcar causam uma resposta aumentando a insulina, já que há receptores para o sabor doce espalhados pelo sistema digestivo. O ideal é quebrar esse hábito. Mas, se a vontade for muito grande, um pequeno pedaço (entre 5 e 10 g) de chocolate meio amargo após a refeição ajuda a aliviar essa sensação, com um impacto pequeno nas calorias. E ainda diminui aquela vontade de comer doces que muitos sentem à tarde. Se for depois do jantar, é bom evitar os chocolates muito ricos em cacau, que são estimulantes, preferindo aqueles com concentração menor que 30% da fruta.

— Mas então posso comer chocolate todos os dias?

— Sim, pode. Uma pequena porção de chocolate de dia e de noite ajuda a evitar aqueles ciclos das dietas em que há privação temporária seguida de excesso e culpa. Chocolates têm substâncias chamadas flavonoides, que, ainda por cima, ajudam a reduzir a oxidação celular e protegem contra doenças cardiovasculares[17,18].

— E um cafezinho? Faz bem? Com açúcar ou adoçante?

— O consumo de grão de café moído e fervido está relacionado com muitos benefícios para a saúde. O café tem substâncias antioxidantes e é um poderoso estimulante. Já há estudos demonstrando que beber café ajuda a diminuir a incidência de diabetes, síndrome metabólica, câncer de próstata, depressão e doenças do fígado (esteatose, cirrose, hepatocarcinoma)[19-21]. Contudo, o café pode ser um mau negócio para quem tem gastrite, refluxo gástrico, ansiedade, pânico, taquicardia e insônia. Especialmente em quem

Quem está cansado precisa descansar ou rever seu modo de vida, e não tomar estimulantes.

tem refluxo – que, sozinho, já aumenta o risco de câncer de esôfago –, o consumo de bebidas muito quentes, como o café, pode acelerar o processo. Com relação ao açúcar, o ideal é tomar o café sem adoçá-lo. Quem não gosta do sabor, pode tentar adaptar o paladar a quantidades pequenas de açúcar ou mesmo usar um açúcar um pouco mais nutritivo como mel de abelha ou melaço de cana. Só não vale transformar o café em sobremesa, acrescentando uma tonelada de açúcar, nem usá-lo para compensar a falta de energia causada pelos maus hábitos. Isso, além de mascarar a falta de bons hábitos, tem efeito limitado, e estimula o aumento do consumo – o que pode gerar problemas. Quem está cansado precisa descansar ou rever seu modo de vida, e não tomar estimulantes.

— Sendo assim, já vou buscar – anunciou Mariana.

Felipe estava morrendo de sono. Claro, comer muito e rápido, sobretudo com grandes quantidades de líquido, gera uma produção alta de suco gástrico, que é ácido. Para produzir o ácido, o sangue doa muito hidrogênio, e acaba ficando um pouco alcalino – o que gera sonolência, que é potencializada pelo aumento do triptofano e da serotonina, comuns após uma lauta refeição. Para completar, como uma jiboia que acaba de comer uma grande presa, o corpo precisa dedicar energia à digestão, e o cérebro fica menos ativo.

— Gente, desculpa, mas vou tirar um cochilo. Prazer, Dr. Gusmão!

— O prazer foi meu, Felipe!

Mariana passou a mão pelo cabelo do filho, com o olhar terno e sempre preocupado das mães.

Depois do cafezinho, propus:

— Que tal uma caminhada?

— Agora, Dr. Gusmão? Mas acabamos de comer – protestou João, meio contrariado. – Para que isso? *Caminhar após uma refeição ajuda na digestão?*

— Claro, a caminhada torna a elevação da glicose após uma refeição mais suave e menor, e ainda ajuda a esvaziar com mais rapidez o estômago – coisa que nem café, nem bebidinhas alcoólicas ditas "digestivas" conseguem fazer[22-24]. *Bora* caminhar?

Durante a caminhada, Mariana expôs sua preocupação:

— Dr. Gusmão, essa história de suplementos para academia me preocupa. O Felipe tem muitos amigos que usam, e, mesmo eu não deixando, sei que mais cedo ou mais tarde ele vai acabar entrando na onda deles. *Afinal, é seguro tomar suplementos esportivos?*

— Bem, Mariana, temos muito papo pela frente, então.

Se alguém me perguntar se é seguro tomar algum medicamento ou suplemento, a pergunta-chave é: por que está precisando?

Analgésicos, anti-inflamatórios, antiácidos, estimulantes e sedativos são amplamente usados, mas nem sempre essa pergunta é feita. Ou se é, nem sempre a medida correta é tomada. Então, primeiro tem de haver uma avaliação dos hábitos e das necessidades do paciente. Está dormindo bem? Alimentando-se corretamente? Faz atividade física com supervisão? Se todas as respostas forem afirmativas e, mesmo assim, houver necessidade de suporte à *performance* esportiva ou ao resultado na composição corporal, os suplementos podem, sim, ajudar, desde que com acompanhamento de médico ou de nutricionista.

Primeiro o alicerce. Depois, o acabamento. Dito isso, há suplementos que têm um perfil nutricional, pois são substâncias provenientes de alimentos, como proteínas, carboidratos, repositores de sódio e potássio, alguns aminoácidos, como glutamina, arginina e ornitina, compostos de aminoácidos, como creatina e beta-alanina, que têm função ergogênica (aumentando a *performance*) indiscutível, e perfil mais seguro. O melhor desempenho gera uma resposta adaptativa, aumentando a massa muscular, causando perda de gordura, melhorando o fôlego e/ou outras adaptações necessárias ao esporte que está sendo praticado. Outros suplementos têm um perfil diferente, com uma ação farmacológica, e dentre esses se destacam os estimulantes e termogênicos, como a cafeína e outras aminas, sendo a mais perigosa a recentemente banida DMAA. Na busca por mais energia, treinos mais intensos e maior perda de gordura ou menos apetite, é nesse tipo de suplemento que geralmente estão os maiores problemas, já que podem gerar pressão arterial elevada, insônia, nervosismo, taquicardia, e até morte súbita[25]. Fitoterápicos, diuréticos e estimulantes de produção de testosterona completam a lista dos suplementos esportivos mais utilizados atualmente.

— *Mas eu já ouvi falar que Whey Protein faz mal ao fígado, e que creatina faz mal aos rins. É verdade?*

— Vamos por partes:

O Whey Protein é um suplemento feito de proteína desidratada de soro de leite de vaca. Tem como características alto valor biológico (o que significa que é uma proteína de alta qualidade) e excelente biodisponibilidade (o que indica que seu aproveitamento pelo corpo é grande). A proteína Whey é muito usada para ganho de massa muscular, pela sua alta concentração de aminoácidos essenciais (que não são sintetizados pelo corpo), como os BCAA. A hora mais recomendada para sua ingestão é logo após o treino, quando a avidez das células pelos aminoácidos aperfeiçoa sua absorção, mas esse momento ideal ainda está em estudos e isso pode mudar. Existem, basicamente, três formas comercialmente disponíveis de Whey: concentrada (que, apesar do nome, é a que tem menor quantidade de aminoácidos e é a mais barata): isolada, que é formada somente por proteína, sem carboidratos ou gorduras, e tem preço alto, e a hidrolisada, que já é parcialmente quebrada e mais fácil de ser digerida, muito utilizada por pessoas de digestão difícil ou durante o treino. O Whey Protein realmente não deve ser usado nas situações clínicas que recomendam restrição de proteínas, como alguns problemas renais (cálculo ou insuficiência renal) e hepáticos (hepatites, cirrose). Mas, de modo geral, o perfil de segurança é excelente, dentro das doses usuais recomendadas. Um atleta precisa consumir entre 1,5 e 2

Um muro não se constrói só despejando tijolos em um terreno.

g de proteína por quilo por dia, e nem sempre é possível alcançar essa quantidade através da alimentação. Além disso, o Whey Protein demonstra ser eficiente no auxílio da recuperação muscular e na ativação das sinalizações para construção de massa magra (anabolismo)[26,27]. Contudo, um muro não se constrói só despejando tijolos em um terreno. O material de construção tem de ser necessário e utilizado, senão toda essa proteína vai virar amônia, ou até mesmo gordura.

Além do uso esportivo, o Whey Protein tem uso clínico em situações, como desnutrição, obesidade e diabetes tipo 2[28-30].

A creatina causa uma controvérsia grande, mas é muito mais segura do que se imagina.

Toda essa conversa de que creatina faz mal aos rins parte do princípio que um dos exames de rotina para a avaliação da função renal é a creatinina plasmática. A suplementação de creatina aumenta a creatinina no sangue porque essa é sua forma de excreção, mas isso não diz nada sobre a função renal. Quando exames mais detalhados dessa função são pedidos, em geral mostram-se normais. O valor considerado normal de creatinina pode estar um pouco elevado quando há suplementação, ou em pessoas com muita massa magra. A creatina é considerada segura na dose de 3 a 5 g diários, para uso em pessoas saudáveis, em atletas com treinamento muscular e desgaste intensos, ou em outras situações, como o uso em vegetarianos[32-34] que apresentam menor reserva de creatina do que os não vegetarianos. Nesses casos a suplementação pode equalizar essas reservas, melhorando não só a capacidade de contração da massa muscular, mas a quantidade de IGF-1 (fator anabólico muscular)[31] e até mesmo de funções cerebrais, já que cerca de 5% da crea-

> Na pressa pelo ganho de massa muscular, surge a tentação pelo uso de esteroides anabolizantes.

tina do corpo fica nesse órgão. Assim, como no caso do Whey Protein, a creatina também tem uso clínico, especialmente no tratamento de distrofias musculares e miopatias[35].

— Mas do preço ninguém fala, não é, doutor? – ponderou João.

— É verdade, João, são produtos caros. E esse é mais um motivo para ser criterioso e procurar um profissional antes de ir a uma loja de suplementos perguntando o que é bom para ficar musculoso. A indústria de suplementos movimenta bilhões de dólares e tem grande apelo entre os jovens, que muitas vezes buscam, na construção de uma imagem estética idealizada, maior aceitação social. Infelizmente, não é raro que pessoas patrocinadas por fabricantes de suplementos na verdade usem anabolizantes esteroides para gerar toda aquela massa muscular e definição.

— Propaganda enganosa, não é, Dr. Gusmão? – lembrou João.

— Pois é, João, pois é...

Mariana tinha um olhar preocupado.

— Fala, Mariana, o que está lhe encucando?

— Dr. Gusmão, o senhor falou agora dos anabolizantes. Meu medo é que, nessa pressa por ganhar massa muscular, surja a tentação pelos esteroides. Se o meu filho começar a usar esteroides, como eu poderei descobrir?

— Bem, os anabolizantes esteroides são sem dúvida muito eficientes no que se propõem. Hormônios de configurações variadas, mas similares à testosterona, agem sinalizando de várias maneiras pela conexão com diversos tipos de receptores. As pessoas buscam o resultado estético da diminuição de gordura e do aumento de massa muscular, o que ocorre rapidamente. Então, ganhos expressivos e súbitos de massa muscular são o primeiro sinal suspeito.

Quando confrontados, porém, nos deparamos com um efeito colateral muito comum.

— E qual é? – perguntou João.

— A mentira – respondi, rindo. – Quase ninguém admite que esteja fazendo uso, apesar de ser óbvio.

— *O que fazer se eu desconfiar que meu filho está usando anabolizantes?* – insistiu Mariana.

— Conversar abertamente, e sem preconceitos. Estar bem informada é fundamental. A maioria das pessoas usa argumentos alarmistas, e quem está usando não acha que vai fazer tanto mal assim. "É só por um verão, só no carnaval, só para ganhar uns 5 kg de massa", e por aí vai. Costumo dizer que um dos principais problemas relacionados com o uso de anabolizantes hormonais é que acabam causando dependência. Psicológica, porque na ausência deles as "conquistas" desaparecem, e física, porque qualquer anabolizante, mesmo em doses baixas, causa diminuição da produção própria de hormônios, e a pessoa se sente mal quando interrompe. Com isso, os ciclos acabam se sucedendo, ou surgem ideias errôneas como "pontes", que seriam ciclos intermediários com esteroides em doses menores, o que faz aumentar a possibilidade de permanecer por tempo prolongado em uso deles. E é aí que mora o perigo. Surgem efeitos imediatos, como acne, aumento moderado de pressão arterial e queda de cabelo, além de efeitos virilizantes irreversíveis em mulheres, como engrossamento da voz e hipertrofia de clitóris, que costumam ser menos graves. Mas os danos cardiovasculares, que são os mais bem documentados, acontecem em longo prazo e levam tempo para gerar sintomas[36-38]. Tumores benignos no fígado, que podem gerar sangramento ou eventualmente se malignizarem, também são relacionados com o uso de anabolizantes esteroides[39]. De modo geral, quanto maior a dose e o tempo de exposição, maiores os riscos. Uma boa alimentação, treinos adequados, sono e, eventualmente, suplementação geram resultados satisfatórios e sustentáveis. O problema é que, como diria Confúcio, "nada é o bastante para quem considera pouco o suficiente".

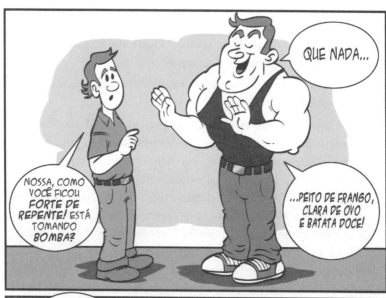
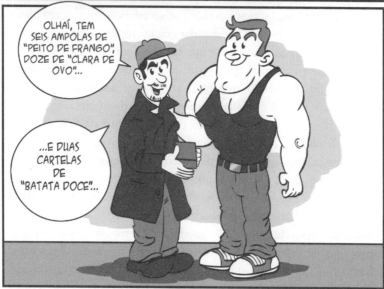

— Podemos voltar? Se continuarmos a caminhar, vou ficar com fome de novo – riu João.

— Claro, claro – concordei. – Queria ressaltar que a caminhada após uma refeição deve ter um passo lento, diferente daquele imprimido em uma atividade física. Se o esforço na caminhada for alto e o estômago estiver cheio, a musculatura e o digestivo vão brigar por oxigênio, e algum vai sair perdendo. Ou a digestão vai ser ruim, ou a caminhada.

— Com base nisso, Dr. Gusmão, *qual é a melhor alimentação antes da atividade física? Costumo tomar iogurte ou pão com queijo, peito de peru...–* perguntou Mariana.

— Mariana, no almoço mostrei ao Felipe os malefícios da ingestão de líquidos durante a refeição através de um diálogo imaginário no estômago. Vou fazer a mesma coisa agora:

Imaginem que dona Fulana tomou seu café da manhã antes de ir para a academia.

Dentro do estômago, suco gástrico e saliva se encontram.

— E aí, suco?

— Fala, saliva, o que é que me traz aí nesse café da manhã?

— *Sanduíche de pão integral com minas e peito de peru, iogurte e suco de laranja – responde a saliva.*

— Valeu, saliva, então deixa eu fazer meu trabalho aqui...

A digestão consome oxigênio, que está no sangue.

Várias moléculas estão presentes, auxiliando todas as etapas envolvidas no processamento do alimento. De repente, o sangue e as moléculas de oxigênio começam a deixar o estômago, apressadas. Nosso amigo suco reage:

— *Ôôô! Onde é que as senhoritas pensam que vão?*

— *Começou a aula de* spinning, *temos de dar suporte à musculatura!*

— *Mas, e eu aqui? Como é que eu faço com esse peito de peru, esse iogurte?*

Ninguém responde.

— *OK, preparando arroto com gosto de peito de peru e iogurte semidigerido: enviar!*

Dona Fulana bota a mão na boca e faz uma caretinha, mas segue na aula.

— Ah, é? Aviso de enjoo: enviar!

Ela dá uma desacelerada. Algumas moléculas de oxigênio voltam. O suco retoma a atividade.

Mas eis que de repente...

— Vamos, pessoal, nada de preguiça, vamos queimar as banhas! – grita o professor.

Dona Fulana sai pedalando de novo, esforço máximo, sai pra lá, gordura que não me pertence, e as moléculas de oxigênio somem de novo.

Nosso amigo suco gástrico dá um suspiro, desanimado. Em seguida, dá a ordem:

— Devolve!!!

E lá vai o café da manhã para o chão da academia.

Envergonhada, dona Fulana corre para o banheiro, lava o rosto e se olha no espelho.

E jura que nessa hora ouve uma vozinha gritando:

— Ô, da próxima vez come uma banana!

Mariana cai na gargalhada.

— Mas eu não gosto de banana, Dr. Gusmão, e agora? – ela pergunta.

— O importante é comer comidas leves e de fácil digestão. Outra fruta, como mamão, ou uma barra de cereais, também servem.

— Mas eu fico duas horas na academia, Dr. Gusmão. Isso não vai me sustentar...

— A primeira refeição serve como combustível para quebrar o jejum noturno e iniciar o treinamento. Se o treino for mais prolongado, deve ser feito uso de um repositor de carboidratos, ou uma fruta, ou ainda uma barra de cereais, ao longo ou no meio da atividade. Isso mantém a entrada de nutrientes, evitando desgaste muscular, melhorando a *performance* do treino e aliviando a fome do pós-treino. Existe uma pequena inibição na queima de gordura durante o treino ao se fazer uma reposição, mas, como eu já disse, o importante é a gordura queimada depois do treino, em repouso. A ingestão de carboidratos ao longo do treino diminui a grelina, que é um hormônio que estimula o apetite e gera menor consumo de alimentos ao longo do resto do dia, compensando largamente a discreta menor utilização de seus próprios estoques de gordura para a energização daquela atividade[40,41]. Mais recentemente, o uso do suplemento isomaltulose (Palatinose™), um tipo de carboidrato de muito baixo índice glicêmico e liberação lenta, mudou esse perfil. A queima de gordura no grupo que fez uso da palatinose em vez de outro tipo de carboidrato foi maior, sem prejuízo da *performance*[42]. Ou seja, houve o benefício da ingestão de carboidratos, sem prejudicar em nada a oxidação de gorduras. A Palatinose deve ser usada antes do exercício, justamente pela sua liberação mais lenta, e pode acompanhar uma fatia de pão integral com geleia ou mesmo uma fruta com farelo de aveia, antes do treino.

> **Quem quer emagrecer precisa enxergar seus treinos como um modo de expandir o metabolismo e aumentar o gasto energético em repouso.**

— *Tem dias que eu treino de tarde ou à noite, e, nesses casos, o que comer?*

— A mesma coisa. Siga fazendo suas refeições normalmente e com frequência, e se estiver há mais de duas horas sem ingerir nada, faça o mesmo processo já descrito aqui. Se tiver almoçado, por exemplo, ao meio-dia, e for fazer atividade às 17 horas, faça um pequeno lanche às 15 horas, coma uma fruta ao sair, e mantenha uma bebida repositora.

— *Mas não é muita coisa não, Dr. Gusmão? Não vou engordar?*

— Mariana, a oferta nutricional visando à otimização do aproveitamento da atividade física é eficiente e inteligente. Quem quer emagrecer precisa enxergar seus treinos como uma forma de expandir o metabolismo e aumentar o gasto energético em repouso ou nas atividades cotidianas. A visão do exercício como forma de queimar as calorias naquele momento associando atividade e restrição calórica é míope, ou seja, não enxerga longe. Exercícios físicos sem nutrientes aumentam a produção de lactato, adrenalina, noradrenalina, glucagon e cortisol, todos hormônios contrarreguladores do estresse e que causam desconstrução muscular (catabolismo)[43-45]. Contudo, esse ainda é um assunto controverso, e há uma corrente que defende dietas ricas em gordura e treinamentos aeróbicos em jejum, sobretudo entre corredores de longa distância e atletas de provas extremamente longas e desgastantes, como super *triathlons* e ultramaratonas. Esses estudiosos têm procurado demonstrar que é possível treinar o metabolismo a utilizar a gordura como fonte principal de energia. Como a reserva de gordura é maior do que a de carboidrato, existiria um benefício teórico, qual seja, uma capacidade de gerar trabalho muscular mais prolongada. Na prática, esse tipo de condicionamento é muito desconfortável. Eu não o recomendo à população em geral. Contudo, alguns grupos de treinamento supervisionados têm selecionado atletas e submetido-os a esse cenário com resultados ainda discutíveis[46]. Aguardemos, mas acho difícil que desse conceito saia uma indicação de uso mais abrangente – talvez, para alguns grupos restritos de atletas...

Chegamos de volta à agradável sala do apartamento do casal. Já estávamos no meio da tarde, e Mariana perguntou:

— Então, Dr. Gusmão, não estaria na hora de um lanchinho?

Antes que eu pudesse responder, João tomou a palavra:

— Ah, sim, muito importante isso. A Mariana me perturba para que eu faça lanches entre as refeições. Mas, Dr. Gusmão, *quem é que tem tempo de parar a vida para comer de três em três horas? Isso é realmente necessário?*

— Parar a vida... Que interessante!

João, se você considera interromper o estresse ligado à correria do dia a dia parar a vida, eu discordo. Pelo contrário, acho que é parar a morte ou a intoxicação que o estresse contínuo gera. Há algum tempo defendo a realização de pausas para detoxificação ao longo do dia. Respirar, alongar, esvaziar a cabeça, beber água, e se houver fome comer uma fruta ou algumas sementes oleaginosas. O fato é que não fazer isso deixa a adrenalina e o cortisol correndo soltos, inibindo o apetite, fechando a circulação de células distantes, aumentando a for-

> "Quem é que tem tempo de parar a vida para comer de três em três horas?"

> **Comer frequentemente não acelera o metabolismo, mas quem tem metabolismo acelerado, seja por genética ou por hábitos adquiridos, acaba necessitando de uma alimentação mais frequente.**

mação de radicais livres e fatores inflamatórios. O estresse psicossocial crônico é fator causal indiscutível para o surgimento de doenças graves e redução da qualidade e quantidade de vida[47-49]. Depois que a adrenalina cai, vem uma fome grande associada à necessidade de gratificação, e o indivíduo geralmente come mais do que deve. Fica naquele padrão clássico de correria durante o dia, uma parada para almoçar rapidamente quando consegue, e do final da tarde em diante a fome apertando e os excessos aparecendo.

Contudo, se considerarmos estritamente o quesito emagrecimento, não há diferença entre comer três ou cinco vezes ao dia. Há evidências mostrando que fazer menos do que três refeições por dia dificulta o controle do apetite, mas não foi provado que mais do que isso aumenta a capacidade de perder gordura. Então, se você gerenciar o estresse, fizer atividade física, hidratar-se e comer três refeições balanceadas e nutritivas por dia, guardando os alimentos de perfil mais calórico para cenários sociais e eventuais, vai emagrecer, sim, a mesma coisa que uma pessoa que come de três em três horas[50-52]. Claro que alguns atletas e pessoas com metabolismo acelerado, com altas taxas de gasto calórico em repouso, consomem as calorias ingeridas em uma refeição rapidamente, e não conseguem ficar sem ingerir alimentos entre o almoço e o jantar, por exemplo, necessitando de um maior número de refeições. Mas essas, em geral, não têm problema com gordura. Ou seja, comer frequentemente não acelera o metabolismo, mas quem tem metabolismo acelerado, seja por genética ou por hábitos adquiridos, acaba necessitando de uma alimentação mais frequente.

— Está vendo, doutor? Não é à toa que eu sou desconfiado. Já vi que estou errado ao passar o dia na correria, estar sedentário e comer muito à noite, mas também não estava maluco ao achar que não precisava comer no meio da manhã, completamente sem fome...

O pior da ansiedade é desprezar o momento presente como um inconveniente que está no caminho do tão esperado momento futuro.

— Sim, João. Mas, se você começar a fazer mais atividade física e gerenciar sua adrenalina, é possível que passe a ter fome nesses horários intermediários. Aí, sim, passe a fazer essas pequenas colações. É a história dos hábitos adquiridos acelerando o metabolismo.

Marina estava confusa. Não sabia se oferecia ou não um lanche.

— Mariana, eu comeria uma fruta agora. Me sentiria bem com isso. Faço muita atividade e estou naquele caso de quem metaboliza rapidamente o que é ingerido. Mas não é obrigatório.

— Bem, então vou deixar uma mistura de amêndoas, castanhas e damascos aqui, e quem quiser, come!

— Perfeito! – concordei.

— Ah, Dr. Gusmão, o senhor falando parece simples. *Mas eu sou muito ansiosa e acabo comendo sem fome mesmo... Como lidar com a ansiedade?*

— Mariana, para mim o pior da ansiedade é desprezar o momento presente como um inconveniente que está no caminho do tão esperado momento futuro.

Na impaciência pelo que ainda não houve, na angústia gerada pela incerteza, nasce um presente desconfortável, aflito, insatisfeito, insaciado.

Como o desfecho é apenas uma ilusão, pois na verdade o fim da ânsia não está em algum lugar do futuro, mas na aceitação leve e grata do presente, este fica para trás, negligenciado, como um tesouro aos seus pés, tornado invisível pelo que olha tão à frente e passando despercebido dia sim, outro também.

Reconhecer a presença da ansiedade e convidá-la a se retirar é um exercício diário para todos nós.

Hábitos são comportamentos repetidos frequentemente. Toda vez que você fica ansiosa e come, reforça esse hábito. Exercite o gerenciamento da ansiedade, pela colocação das questões em perspectiva e pela ressignificação do que te incomoda. E se a ansiedade mesmo assim incomodar, troque o "seu chocolate, seu bolinho, seu belisquete ou seu salgadinho" pela "sua ginástica, sua corrida, sua respiração, seu *hobby*". A repetição da conexão entre a presença da ansiedade e a atividade física, por exemplo, vai levá-la a buscar o movimento corporal quando a ansiedade bater, e não a comida. Isso é condicionamento, é treinamento.

— Dr. Gusmão, *como assim "ressignificar o que me incomoda"?*

— Ressignificar é passar o acontecimento ou situação por outro filtro, mudando sua percepção. Uma coisa que lhe desagrada pode estar acontecendo para o seu bem, ou para ensiná-la a ser uma pessoa melhor, ou ainda para modificar o seu comportamento.

Vou dar um exemplo:

Duas pessoas viajam em um elevador.

Uma não gosta de ambientes fechados.

Apesar de estarem vivenciando a mesma situação, o significado daquela jornada para uma é desconfortável, enquanto que, para a outra, aquilo tudo não passa de uma curtíssima viagem.

Isso me lembra o livro *As aventuras de Polyana*. Esse clássico infanto-juvenil, publicado em 1913, falava de uma menina que tinha uma vida muito dura, mas que ensinava aos outros como extrair coisas positivas através do seu "jogo do contente". Polyana não era alienada, conformada ou resignada. Tinha, sim, uma grande capacidade de ressignificar sua realidade, de colocá-la em perspectiva e achar um lado bom em tudo. É isso.

Mariana assentiu com a cabeça e despejou um saquinho de *mixed nuts* em um pote. No saquinho, estava escrito "sem glúten". João reparou.

— Outra coisa, Dr. Gusmão, e essa moda de cortar glúten e lactose? Isso emagrece ou melhora a saúde?

— Comecemos com o glúten. É uma proteína que faz parte do trigo, do centeio e da cevada, e que está presente por contaminação cruzada na aveia. Ou seja, a aveia não tem glúten, mas acaba recebendo o glúten do trigo ou outros pelo uso da mesma terra, transporte, armazenamento ou processamento. Existe uma enfermidade, a doença celíaca, que é caracterizada por uma reação inflamatória na mucosa intestinal ao contato com componentes do glúten. Pessoas com doença celíaca NÃO PODEM comer alimentos contendo glúten, sob o risco de terem dores, diarreia e distensão abdominal, entre outros sintomas. Hoje, sabe-se que há um número muito grande de pessoas que não tem a doença, mas tem sensibilidade aumentada ao glúten. Essas pessoas têm sintomas semelhantes aos da doença, com menor intensidade e sem evidência laboratorial[53]. Pessoas com sintomas de má digestão, cólicas, gases, distensão abdominal e alteração do ritmo intestinal podem se beneficiar de uma dieta sem glúten. Se houver melhora clínica com a ausência da substância, mesmo que não haja evidência laboratorial de doença celíaca, essas pessoas devem ser consideradas como não celíacos glúten sensitivos (NCGS), e sua alimentação não deve ter fontes de glúten.

Claro que há um modismo contaminando tudo isso, e muita gente corta o glúten absolutamente sem motivo. Essas pessoas podem até emagrecer, se estiverem fazendo restrição calórica ou empreendendo outra ação que costuma acompanhar as mudanças alimentares, como atividade física. Mas farão falsa propaganda se alardearem que emagreceram pela ausência do glúten. De fato, as pessoas que têm intolerância severa ou doença celíaca melhoram seu estado nutricional e costumam ganhar peso quando o glúten é removido da dieta. Afinal, estavam tendo problemas digestivos graves e param de apresentá-los.

Com relação à lactose: a lactose é o açúcar presente no leite dos mamíferos, e é constituída por glicose e galactose. Quando ingerimos lactose, a enzima lactase age nesse açúcar, quebrando-o em seus componentes, que são então absorvidos. Os mamíferos nor-

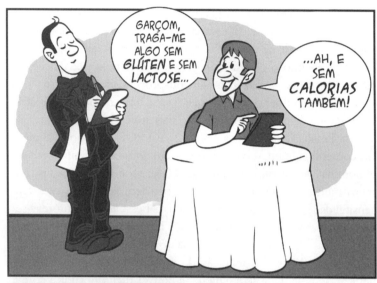
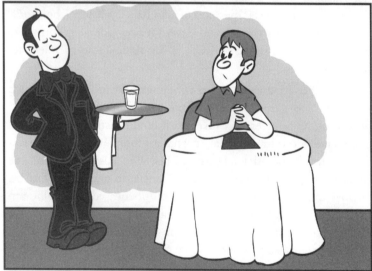

malmente apresentam diminuição intensa da atividade da lactase depois do desmame, mas, devido a fatores culturais e ao consumo de laticínios como parte da dieta, os seres humanos apresentam o que é chamado de "persistência da lactase"[54]. A intolerância à lactose é bastante comum, já que seria uma adaptação fisiológica natural, e tanto a idade quanto a diminuição do consumo de laticínios costumam induzir essa situação. Uma vez estabelecida, é possível ainda incluir os laticínios na dieta com o uso de lactase suplementar em comprimidos, e eventualmente com um recondicionamento gradual a esse tipo de alimento, começando com alimentos com baixo teor de lactose – como queijos amarelos – e evoluindo para iogurtes, queijos brancos até o leite, se necessário. Os laticínios são fontes nutricionais importantes, completas, e não devem ser eliminadas da dieta por motivo frugal.

> Exercitar o alívio da ansiedade com algo que não seja alimento ajuda muito a emagrecer.

— *Mas o leite não engorda?* – pergunta Mariana.

— Eu não recomendo leite para pessoas que precisam ou queiram emagrecer. O leite, mesmo o desnatado, através da ação de seus aminoácidos, estimula o pâncreas a produzir insulina. Isso torna esse alimento bastante anabólico, e pode causar ou piorar um quadro de resistência à insulina[55]. O leite é rico em triptofano, o que seda e alivia a ansiedade, além de frequentemente ter uma conotação afetiva, pelo uso na infância. Mas o seu uso misturado com achocolatados, em sorvetes ou *shakes* atrapalha muito quem está com excesso de gordura. Conforta por um lado, mas incomoda muito por outro. Como eu disse, exercitar o alívio da ansiedade com algo que não seja alimento ajuda muito a emagrecer.

— *Existe diferença entre intolerância e alergia a leite?* – prosseguiu ela.

— Sim, muita. A intolerância é um processo digestivo, e a alergia, um processo imunológico. No primeiro, falta a enzima para digerir o açúcar do leite, e no outro existem imunoglobulinas (anticorpos) que reagem com a proteína do leite. A intolerância gera sintomas como distensão abdominal, gases e cólicas, e a alergia gera vermelhidão e prurido na pele, inchaço, coriza, rinite, espirros e outras manifestações típicas do alérgico. A alergia é mais comum na infância, e a intolerância, na fase adulta.

— Entendi, doutor. Muito interessante – comentou Mariana.

João interveio:

— Dr. Gusmão, outro dia um amigo meu disse que pagou caro para fazer um exame absolutamente completo sobre alergias alimentares e que ficou surpreso com alguns dos resultados. A análise mostrou alergia forte a ovo e amendoim, e ele sempre comeu isso sem sentir nada. Agora, parou. Eu não levo fé nesses testes, não. Estou errado? Afinal, testes sanguíneos para alergia alimentar são confiáveis?

— No caso das alergias alimentares, há algumas considerações a serem feitas. O mais recomendado perante a suspeita de uma alergia alimentar é fazer um relatório minucioso do que foi ingerido, anotar os dias em que os sintomas surgem ou são mais ou menos intensos e submeter à avaliação do médico. Isso pode diminuir a lista de alimentos suspeitos, e então é possível tomar algumas providências. O ideal é eliminar todos os alimentos suspeitos da dieta e reinseri-los um a um, observando os sintomas e tentando identificar qual o fator responsável. Pode ser útil pedir os anticorpos específicos (IgEs) para aquelas substâncias, ou fazer testes de sensibilidade cutânea como forma de adicionar informação à suspeita clínica, mas esses são exames *complementares*, e devem ser relacionados com a *história clínica, e não o inverso*. Seu amigo deve ter tirado ovo e amendoim da dieta à toa.

João, cerca de 5% da população infantil e 3% da adulta sofrem algum tipo de alergia alimentar, com gravidade variável – de leve a potencialmente fatal. A identificação do alimento causador é necessária, e sua retirada da dieta em um primeiro momento é o recomendado. É possível tentar fazer a dessensibilização pela reintrodução na dieta de doses mínimas e progressivas daquele alimento, e para isso deve-se considerar o risco-benefício. Outra medida importante é ter um plano de emergência, com algum cartão de identificação com instruções de como agir no caso de um evento. Nos EUA, é comum que pessoas com alergias severas carreguem consigo uma injeção pronta de epinefrina (Epipen® ou similar), para controlar uma crise aguda. No Brasil, ainda não há regulação para isso.

Em resposta à sua pergunta, então, testes de alergia alimentar, especialmente os dosadores de IgG sanguínea para uma base extensa de alimentos, não devem nortear a conduta médica e não encontram fundamentação científica para validá-los[56-58].

Dei uma olhada no relógio. Como o tempo havia passado rapidamente!

— Então, pessoal, já vai anoitecer... Vou para casa; será que podemos retomar amanhã? Estamos indo muito bem!

— Dr. Gusmão, eu queria lhe perguntar mais uma coisinha, se não for pedir muito – emendou Mariana.

— Diga, Mariana!

— É que combinamos de visitar minha irmã hoje à noite. Ela está muito mal.

— Isso não é a área dele – interrompeu João.

— Amor, me deixa falar – respondeu Mariana, algo irritada.

— Então, doutor, minha irmã mais nova foi diagnosticada com depressão há dois anos. Já foi a vários psiquiatras, já mudou de medicação várias vezes, mas não está melhorando. O casamento está em crise, o marido não aguenta mais a situação. A filha deles, minha sobrinha, tem 6 aninhos e sofre muito com isso. Eu estou muito preocupada com elas.

Olhou rapidamente para João e continuou:

— Eu sei que não é sua especialidade, mas será que o senhor poderia conversar com ela algum dia desses?

— Mariana, vamos fazer melhor: vou para casa agora, e marcamos às 20 horas lá na residência da sua irmã, combinado? Se puder ajudar vai ser ótimo, e esse assunto pode entrar no livro e ser de interesse a muitos leitores.

— Nossa, doutor, melhor ainda! Combinadíssimo! O nome dela é Patrícia, e o do marido é Téo.

— OK, registrado, Patrícia e Téo. Me dá o endereço, e nos vemos daqui a algumas horas.

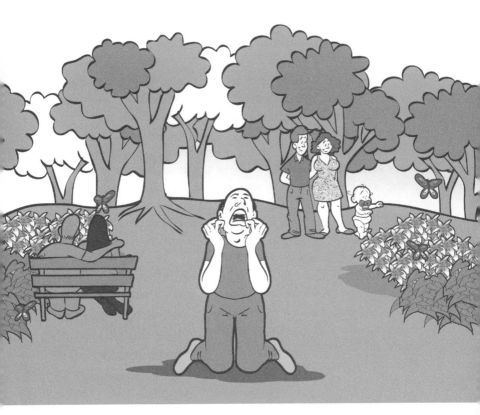

Em casa, minha esposa perguntou como tinha sido o dia e como estava o livro.

— Quase acabando – respondi. Mas vou sair de novo, preciso ver a irmã da Mariana.

— Mas amanhã você é nosso, OK?

— Combinado! – respondi, rindo.

Cheguei à casa de Patrícia e Téo, em Santa Teresa, bairro aprazível do Rio de Janeiro. Casa de vila, muito agradável o lugar. Não é à toa que esse bairro é o preferido dos artistas cariocas, e que atrai turistas do mundo inteiro.

Eram 20h15. Quis me atrasar um pouco para dar tempo de Mariana e João chegarem antes de mim.

Cheguei à porta e ouvi a voz de Mariana conversando. Bati, e ela e a irmã vieram à porta.

Nos cumprimentamos, e sentamos no sofá. Patrícia disse que o marido estava atrasado, mas chegaria logo. Foi bom. Acho que por isso ela se abriu mais.

Disse que, desde o nascimento da filha, começou a ter problemas. Inicialmente achava que seus sintomas eram relacionados com a ansiedade ou alguma circunstância momentânea, como uma discussão, uma gripe da filha ou uma obra. Mas começou a notar que, mesmo em dias comuns, sentia-se estranha, por vezes ausente, por vezes triste, por vezes enjoada. O sono começou a piorar, e as discussões com o marido aumentavam. Ela não tinha mais desejo sexual, estava quase sempre triste, chorava pelos cantos da casa. O marido não entendia, já que ela tinha uma vida ótima, casa própria, filha saudável, um bom emprego... Aliás, uma de suas grandes aflições era trabalhar nos dias em que se sentia pior. Não queria procurar um médico porque achava que lhe dariam um calmante, e não queria se tornar dependente. Não procurava a medicina do trabalho da empresa porque achava o fim tirar licença psiquiátrica. "Não sou maluca", pensava.

> A depressão é uma doença e não negativismo, pessimismo ou carência.

Finalmente, há dois anos, com os sintomas piores, procurou uma psiquiatra, e foi diagnosticada com depressão. A princípio, os remédios ajudaram um pouco. Ela começou psicoterapia, mas ainda hoje se sente insegura, desajustada, inadequada.

> É claustrofóbico esconder-se o tempo todo e ter de atuar a cada crise como se nada estivesse acontecendo.

Assim que ela terminou seu relato, seu marido chegou. Não sabia de minha visita, mas – depois que fomos devidamente apresentados – ficou confortável com minha presença.

Então, quis saber:

— O senhor acha que existe alguma coisa na dieta que pode fazer essa depressão melhorar?

Nitidamente ele me via como nutrólogo. Bem, eu sou, mas acredito na inter-relação das raízes da saúde. Alimentação é uma delas, mas precisava conversar sobre outras.

Enfim, comecei a falar:

— Vamos chegar lá, Téo. Patrícia, em primeiro lugar, é preciso que todos aqui, incluindo você, estejam cientes de que a depressão é uma doença. Como diz a Organização Mundial de Saúde (OMS), a saúde é um estado de bem-estar físico, social e mental. Mesmo que a pessoa esteja com exames físicos e laboratoriais normais, a presença de depressão tira a capacidade de interação com a vida, comprometendo o convívio familiar, profissional e coletivo.

Não é negativismo, pessimismo, carência ou similar. A vergonha, a negação e o medo causados pela depressão encurralam quem sofre desse mal. Chorar no banho ou escondida, fazer uma força danada para parecer normal, forçar-se a executar tarefas para as quais não se sente bem só pioram o problema. Chorar está para a depressão como a tosse está para a bronquite ou o espirro para a rinite alérgica. É um sintoma. Você pode até botar a mão na frente do rosto, mas não tem de se esconder e muito menos se envergonhar.

— É essencial falar abertamente com sua família e amigos mais próximos. Eles precisam entender que em alguns momentos estará sem disposição, sem atenção, e que isso não tem a ver com eles, e sim com a doença. É claustrofóbico esconder-se o tempo todo e ter de atuar a cada crise como se nada estivesse acontecendo.

Olhei para o Téo, trazendo-o para a conversa:

— Muitas vezes quem não tem depressão não compreende quem tem. Aquilo parece tristeza (que é um estado de ânimo passageiro), mas, na verdade, é um desequilíbrio na química cerebral, que gera uma sensação de desconforto muito grande. Assim, não adianta dizer para alguém com depressão que a vida na realidade é bela e que ela está *errada* em se sentir daquele jeito. Isso pode aumentar a angústia e frustração de quem não está conseguindo se sentir dessa forma. Mas é possível ser solidário e, ao mesmo tempo, incentivar quem está deprimido a olhar de frente para a doença e fazê-lo crer que, por mais que esteja vendo a vida cinzenta naquele momento, isso é um sintoma que faz parte de uma doença, e que há tratamento. Só isso já tira muito o peso de quem está se tratando.

— Patrícia, aceite a doença, mas não se resigne com ela. Não gere preconceito contra você mesma e, se tiver de tirar licença psiquiátrica, tire. Melhor do que trabalhar sem condições, fingindo que está bem. Você está em acompanhamento psiquiátrico e psicoterápico, e esses profissionais hão de dizer quando será recomendável o reinício das suas atividades profissionais. Quando estiver se sentindo mal, olhe no espelho e diga: Olá, depressão! Estou te vendo aí. Farei todos os tratamentos possíveis para que deixe de atormentar minha vida, a despeito dos seus esforços em me tirar o ânimo para isso.

— Ou, como diz o Chico Buarque, 'apesar de você, amanhã há de ser outro dia'.

Patrícia sorriu discretamente. Se o seu sorriso falasse, diria: "Agradeço pelas suas gentis palavras, e também por sua boa-vontade, mas disso já sei, e pelo jeito vou passar mais um dia sem que ninguém me entenda." Ou assim interpretei.

Resolvi mudar de estratégia:

— Patrícia, já falei demais. Como a Mariana disse, estou escrevendo um livro, e gostaria de acrescentar algumas perguntas suas e do Téo sobre depressão. Creio que muita gente pode se identificar.

— OK – disse ela, com um sorriso mais aberto.

— Então, manda!

O Téo levantou a mão. Mariana e João riram, já que havia acontecido a mesma coisa com eles. Téo não entendeu, mas sorriu também.

— Diga, Téo – incentivei.

— Doutor, eu já aceitei que isso que a Patrícia tem é uma doença mesmo, mas a impressão que eu tenho é que a medicina está muito atrasada nesse tratamento. Até agora não acertaram um remédio para ela. É sempre aquela história de que tem que esperar um mês ou dois, aí muda de novo, espera de novo, se ela piora dizem que é normal inicialmente, mas melhorar, que é bom, nunca! *Afinal, qual é o critério para a escolha da medicação antidepressiva?*

— Bem, Téo, infelizmente ainda existe muita utilização do método de tentativa e erro, não só na escolha da medicação, mas na sua dose. Como você sabe, a concentração eficaz e o efeito pleno da medicação podem levar semanas para serem estabelecidos, e muito tempo pode ser perdido. Em primeiro lugar, diria que a escolha de um especialista que atenda as demandas da Patrícia e crie uma relação médico-paciente sólida é o mais importante. Cerca de 30% dos pacientes com depressão respondem à administração de placebo, que é uma medicação inerte e sem efeito – o que evidencia que outras medidas não necessariamente farmacológicas podem provocar um efeito químico no cérebro, aliviando a depressão. A atenção de familiares, um médico que ouça os problemas, o uso de alguma pílula, orações, entre outros. De todo modo, o efeito benéfico do placebo é mais comum em pacientes com depressão leve a moderada e de início recente.

Dito isso, em geral o psiquiatra escolhe medicações menos potentes e com menor incidência de efeitos colaterais para pessoas com depressão leve a moderada. Pacientes com depressão grave costumam ser escolhidos para drogas de maior potência, mesmo com o consequente aumento de risco de efeitos colaterais, pela urgência em melhorar o quanto antes o quadro agudo da doença. Nesses casos, a ausência de efeito da medicação é mais nociva do que o aparecimento de efeitos secundários[59].

No momento, vários estudos estão sendo conduzidos para avaliar a relação entre a genética e o tipo de medicamento que será mais adequado. Já há testes disponíveis que fazem o mapeamento genômico a partir da saliva e apresentam um painel com as medicações que provavelmente terão mais chances de ser bem-sucedidas e as que presumivelmente gerarão efeitos colaterais. Apesar de ser uma área promissora, os exames ainda são considerados falhos. Precisamos de tempo.

— Doutor — continuou Téo —, Patrícia passou muito tempo não sabendo que tinha depressão. Creio que isso é muito confuso. *Como uma pessoa pode desconfiar que está com depressão? Quais os sinais e sintomas?*

— Segundo a Associação Americana de Psiquiatria, se cinco ou mais dos seguintes sintomas estiverem presentes quase todos os dias por duas semanas, e ao menos um dos sintomas é o primeiro ou o segundo da lista, há diagnóstico de depressão major ou unipolar:

1. Humor deprimido a maior parte do dia.
2. Diminuição marcante no interesse ou prazer na maioria ou em todas as atividades diárias.
3. Perda ou ganho significativo de peso, ou aumento ou diminuição substanciais no apetite;
4. Insônia ou sonolência excessiva.
5. Agitação ou letargia.
6. Cansaço e perda de energia.
7. Sensação constante de desvalorização ou de culpa.
8. Habilidade diminuída para pensar e se concentrar, insegurança e indecisão.
9. Pensamento recorrente de morte, planejamento de suicídio, ou tentativa de suicídio.

— Nossa, Dr. Gusmão, definitivamente tenho depressão! — disse Patrícia. — O senhor acaba de me descrever. Às vezes, acho que não adianta, que é melhor morrer do que viver sofrendo tanto. Tenho medo de que não consigam achar um remédio que funcione em mim. *Existem pessoas que não respondem a nenhum antidepressivo?*

— Difícil. Cerca de 60% dos pacientes não respondem positivamente à terapia *inicial*. Uma resposta positiva à primeira medicação equivaleria a uma diminuição de 50% nos sintomas durante o primeiro e o segundo mês. Há controvérsias sobre o quanto esperar antes de tentar um novo fármaco. Um estudo recente recomenda que, na ausência de qualquer resposta positiva (pelo menos 20%) nas primeiras duas semanas, deve haver substituição da medicação para poupar tempo[62].

Existem várias classes de medicamentos antidepressivos de acordo com seu modo de ação, e em cada uma delas há várias substâncias. Elas podem ser administradas isoladamente ou em combinação, em variadas doses. A possibilidade de não haver resposta positiva alguma para nenhum tipo de elemento ou associação medicamentosa em suas diversas doses é muito pequena. E, claro, não podemos nos esquecer de que há muito mais do que a medicação no tratamento da depressão, destacando a psicoterapia.

— Eu sei, doutor. A médica me manda fazer atividade física, mas na maioria das vezes não tenho ânimo. *Como fazer ginástica se, com a depressão, eu tenho sono o dia inteiro e não quero sair da cama?*

— Você não precisa fazer ginástica ou se matricular em uma academia. Você precisa de descanso, mas é preciso separar o que é descanso do que é sintoma. Você não deve se obrigar a dar grandes passos, mas dê uma chance aos pequenos. A depressão é uma doença com conexões biológicas intrincadas, e que variam muito. Estudos têm dificuldade em isolar variáveis e chegar a conclusões definitivas, mas indicam que o sedentarismo aumenta a chance de depressão, e que a atividade física pode aliviar seus sintomas. Considere isso: a maioria das medicações antidepressivas visa aumentar a serotonina, a noradrenalina ou a dopamina. O exercício físico aumenta todas elas, e ainda age em outras substâncias, como as endorfinas, que favorecem o bem-estar e diminuem a ansiedade. Existem videogames que necessitam de movimento; jogue algum com sua filha. Os de dança são dinâmicos, e o contato de vocês duas fará bem a ambas, sobretudo por fazer parte de uma brincadeira, de uma ginástica lúdica. Compre uma cama elástica, faça hidroterapia, mas não deixe a atividade física de fora do seu tratamento[63-65].

Patrícia parecia mais animada:

— O senhor falou em hidroterapia. Realmente, sinto que a água me faz bem. *Há relação entre hidroterapia e tratamento de depressão?*

— Sim, especialmente com a água gelada.

— Há milênios nossos corpos são submetidos a mudanças bruscas na temperatura, e a imersão na água fria da chuva, ou em rios, lagos e cachoeiras, era uma necessidade frequente. Há explicação para isso. A exposição ao frio aumenta a liberação de adrenalina e endorfinas, e os receptores de temperatura da pele enviam uma sinalização elétrica forte para o cérebro, ajudando a combater a depressão.

Em 2007, um artigo da *Virginia Medical School* sugeria banhos que chegassem gradualmente a 20 graus, por dois a três minutos, duas vezes ao dia, para combater a depressão[66].

Muito tempo antes, Hipócrates, o pai da medicina, já recomendava hidroterapia para "confortar a lassitude", ou seja, aliviar a fadiga e o desânimo. Um estudo japonês mostrou o efeito benéfico na modulação de cortisol, adrenalina e serotonina através do banho frio nos pés[67], o que na verdade era uma prática diária de Thomas Jefferson, principal redator da declaração de independência dos EUA, e usado pela medicina natural na Europa há séculos.

Um estudo francês comparou a hidroterapia com o uso de Paxil® (paroxetina) por oito semanas e, surpreendentemente, o grupo que fazia a hidroterapia apresentou um melhor controle de ansiedade do que o que usava medicamentos[68].

A catatonia, uma espécie de travamento completo por colapso nervoso, é tratada com eletroconvulsoterapia (choque elétrico) até hoje. Um banho frio tem a mesma intenção, guardadas as devidas proporções, e consegue tirar uma pessoa de um estado de letargia ou estupor.

Agora, deixando todos os estudos mundiais de lado, para mim a maior evidência é esta: Ninguém chora debaixo de água gelada! Patrícia sorriu, desta vez de verdade. Parecia que a conversa estava nos fazendo bem.

Mariana estava com os olhos marejados, e João deu um tapa daqueles meio exagerados nas costas do Téo, que se curvou, rindo e cerrando os olhos.

— Dr. Gusmão – acrescentou Patrícia –, só mais uma dúvida...

Novamente eu, Mariana e João rimos.

Téo, desta vez, não se aguentou:

— Ué, vocês estão com uma piadinha interna? Coisa só de vocês?

— Não – disse João. – É que esse é o nome do livro!

Rimos todos. Até Patrícia.

— Diga, Patrícia!

— O senhor falou em relação médico-paciente forte, medicação, psicoterapia, atividade física e hidroterapia. *Existe alimento antidepressivo?*

Ah, a pergunta inicial do Téo, que tinha ficado sem resposta!

— Existe, sim, alimentação antidepressiva. O consumo de carboidratos estimula a produção de insulina, que melhora a disponibilização de triptofano no cérebro. Lá, este se transforma em serotonina e ajuda no combate à depressão. O consumo de alimentos ricos em triptofano, como frutas (abacate, banana), leite, aveia, ovos, amendoim e queijo, auxilia bastante. Uma vitamina de leite aveia e banana ou de abacate pode fazer parte de sua dieta, até porque você está bem magra. Há pacientes deprimidos que têm aumento do apetite, e para esses há necessidade de se balancear melhor as calorias, sem diminuir a oferta de triptofano[69].

Outros nutrientes, relacionados com o metabolismo da serotonina ou ao de aminas, como a dopamina, também são considerados importantes. Então, fontes de ácido fólico e vitamina B6 (fígado, feijão preto, lentilha, espinafre), vitamina B12 (ovos e proteínas animais) e ômega 3 (peixes de água fria, como salmão, atum e ca-

> **O que sentimos e acreditamos influi na resposta fisiológica, neuroquímica.**

valinha) também devem estar no cardápio.

— E rezar adianta, doutor? – perguntou com um sorriso no rosto.

— Nossos sentidos e emoções provocam mudanças na química cerebral. Por que há casos de pessoas que abandonam bebida ou jogo quando aderem a uma religião? Por que existem testemunhos de pessoas que emagrecem quando se apaixonam? Ou que definham com a morte de um ente querido? O que sentimos e acreditamos influi na resposta fisiológica, neuroquímica. Mas o real efeito de pensamentos positivos, orações, etc. vai depender muito da gravidade da depressão. Nos quadros severos, mesmo fatos ou sentimentos positivos ou praticamente tudo que se tenta não consegue melhorar o equilíbrio químico cerebral. Há quem ache que está com falta de fé, ou não está rezando com fervor suficiente, e então caímos naquela história inicial, quando a compreensão de que se trata de uma *doença* falha. Mas toda e qualquer tentativa, inclusive as de cunho espiritualista, são absolutamente válidas no esforço de melhorar. Mal, com certeza, não vão fazer.

— OK, Dr. Gusmão, muito obrigada. Aprendi bastante. Mais alguma recomendação? – perguntou Patrícia.

— Sim, Patrícia: mantenha-se longe de aborrecimentos. Quem está deprimido tem que agir para sair do buraco, mas se poupar do que sabe que suga suas energias. Livre-se dos "vampiros". O momento é de delicadeza e amor-próprio, de cuidado com o que está frágil. E, por último, não entre em desespero. Por mais que o momento esteja difícil, ele há de passar. Respire, medite, procure serenidade e calma para resistir às tempestades, pois elas nunca duram para sempre, apesar de muitas vezes parecer que sim. Se o vento estiver contrário e forte, melhor firmar sua base e partir do mesmo lugar quando a tormenta diminuir do que tentar vencê-la a todo custo e ser arrastada.

Nos despedimos. João e Mariana saíram comigo.

— Obrigada por ter vindo, Dr. Gusmão. E agora, quando nos vemos de novo?

— Olha, Mariana, hoje o dia foi tão produtivo que eu acho que, em mais um encontro terei material suficiente. Por mim, o quanto antes, melhor.

— Café da manhã amanhã, então? – perguntou João.

— Ih, João, acabei me comprometendo com a minha esposa. Mas não tenho tanta pressa assim...

— Sabe o que é na verdade, doutor? – denunciou Mariana. – Amanhã à tarde tem churrasco na casa de um amigo nosso, e o João vai se empapuçar de carne com cerveja. Que nem o senhor conta no seu outro livro. Este aqui, no churrasco, adora um gerúndio...

— Gerúndio? Como assim, Mariana? – perguntou João, entre ofendido e defensivo.

— Você não come nem bebe, fica comendo e bebendo. Não para. Por isso está com essa barriga aí. Chega no final de semana, você exagera.

— Mas você quer que eu coma frango grelhado com salada até no final de semana, Mariana? E os seus chocolates, você acha que eu não vejo?

O clima estava ficando tenso, e eu estava novamente assistindo ao pingue-pongue. Intervi:

— Calma, gente, calma! João, vamos combinar o seguinte: você, amanhã, faz um prato de churrasco com o que você gostar, mais um acompanhamento mais pesado, como farofa *ou* salada de maionese, e salada verde. Além disso, para cada meio litro de cerveja, você toma meio litro de água. E, depois de quatro cervejas, tem que dar um intervalo de algumas horas. Faça por mim, tá? E no sábado que vem a gente se encontra e continuamos. De acordo?

— OK, doutor, mas só mais uma dúvida...

— Ora, mas até aqui? – eu disse, rindo – Fala, João.

— Pode ser água com gás? Odeio água...

— Pode, claro. Bem, vou indo. No sábado que vem nos encontramos às 9 horas para um café da manhã, está bem?

Despedimo-nos.

Eu estava satisfeito. Muitas perguntas do dia a dia haviam surgido de forma natural. Esperava que ocorresse o mesmo no sábado seguinte.

A semana passou rápido. Tratei de transcrever o que pude do gravador para as páginas, adicionando referências científicas às minhas respostas. Esses pequenos números depois de uma palavra ou frase indicam qual evidência valida aquela assertiva. Pensando nos estudantes que podem se interessar pelas respostas, tentei colocar o maior número de revisões possíveis, e/ou artigos mais recentes. A leitura desses levará às suas próprias referências, e assim por diante. Do mesmo modo que uma resposta pode gerar outra pergunta, o estudo de uma referência pode apontar várias outras, criando uma base de conhecimento através de uma jornada muito interessante, que nem sempre tem destino certo. Já comecei estudando um artigo sobre depressão e testosterona e fui parar em outro sobre dominância social entre ratinhos.

Quando vi, era sábado.

Cheguei ao apartamento do casal às 9 horas. Eles estavam servindo o café da manhã.

— Olá, pessoal!

— Olá, Dr. Gusmão!

Perguntei sobre Patrícia. Mariana me disse que os banhos frios estavam fazendo muito bem, e que ela tinha conversado longamente com sua médica sobre o tratamento. E que saiu da consulta com mais esperança.

— Que bom!

— E o churrasco, João? Estou curioso.

— Poxa, doutor, fiz direitinho o que o senhor recomendou. Peguei mais leve. O pessoal caçoou um pouco, só tenho amigo ogro, mas no final estava me sentindo bem melhor.

— Menos intoxicado? – perguntei.

— É, mais leve. Diz a Mariana que eu normalmente ronco muito em dia de churrasco, mas que naquela noite foi tranquilo, né, amor?

— Ô! – exclamou Mariana. – Que diferença!

— Então, muito bem! E que bela mesa! Pão integral, queijos, frutas, iogurte, granola... Podemos? – perguntei, algo esfomeado.

— Claro, doutor! – disse Mariana.

— Então, vamos lá! Alguém quer aproveitar esse tema, café da manhã?

— Eu, doutor – disse João, já sob o atento olhar de Mariana, que replicou:

— Ele não toma café da manhã, doutor.

João revirou os olhos, irritado.

Isso é uma coisa que observo muito em casais com convívio mais longo. Parece que um vigia o outro para ver se a verdade surgirá, ou se tudo o que um quer que o outro fale ao médico será efetivamente dito. Isso, realmente, pode ser bem irritante.

— Eu acordo em cima da hora de trabalhar e não tenho fome de manhã. *Café da manhã é realmente a refeição mais importante do dia? Não dá para simplesmente não comer nessa hora?*

— João, o café da manhã é definido como a primeira refeição do dia, que ocorre nas primeiras duas horas após o despertar e não ultrapassa as 10 horas da manhã. Há muitos estudos sobre o efeito metabólico e a incidência de doenças causado pelo hábito de não tomar café da manhã, indicando aumento da incidência de obesidade, diabetes e doença cardiovascular, entre outros[71-73]. Porém, existem algumas críticas sobre a metodologia dos estudos sobre esse assunto, e os resultados não são considerados definitivos para todos. Algumas pesquisas mostram que a ausência de café da manhã não influencia na quantidade de calorias ingeridas subsequentemente[74], e que, na verdade, a ausência de café da manhã poderia até ser benéfica[75]. Na realidade, o que está mais relacionado com obesidade, resistência à insulina, hipertensão e doença cardíaca não é a ausência do café da manhã. É a presença de refeição tardia[76,77]. Comer tarde da noite aumenta o risco de pressão alta, obesidade, diabetes (for-

> **Sintomas ou alterações laboratoriais podem ser sinais tardios de uma doença já em curso. Está esperando o quê?**

madores da síndrome metabólica) , insônia e apneia do sono.

— Poxa, Dr. Gusmão, eu faço isso, mas não sou obeso nem diabético – argumentou João.

— João, você tem uma circunferência abdominal (cintura) elevada, tem gordura no fígado (esteatose) no seu exame de ultrassonografia, e sua taxa de glicose está no limite. Está fazendo pouca atividade física, e seus hábitos alimentares não são os melhores. Sintomas ou alterações laboratoriais podem ser sinais tardios de uma doença já em curso. Está esperando o quê?

— Ai, essa doeu! – disse João.

Mariana olhava atenta, com certo ar de triunfo.

Continuei:

— As pessoas mais saudáveis não comem tarde da noite, nem pulam o café da manhã. Isso permite um período de jejum noturno entre 8 e 12 horas, o que é muito bom para o metabolismo. Nesse período, o sono é melhor, o ciclo hormonal é completo, e a gordura que é queimada no sono aumenta a produção de cetonas no sangue – o que reduz o apetite e a ingestão calórica no dia seguinte[78].

O jejum intermitente é uma forma eficaz de perder peso e melhorar o metabolismo[79,80], e aproveitar o período de sono para isso ajuda.

Agora, no caso de um eventual jantar tardio, considero melhor permitir um período de intervalo de jejum de, no mínimo, oito horas do que se forçar a fazer uma refeição de manhã, após apenas poucas horas da última refeição, só para não pular o café da manhã.

Mariana estava com um olhar satisfeito. O marido era cético, mas estava atento às recomendações, aceitando os argumentos. Também parecia propenso a usar sua inteligência e consciência para iniciar mudanças.

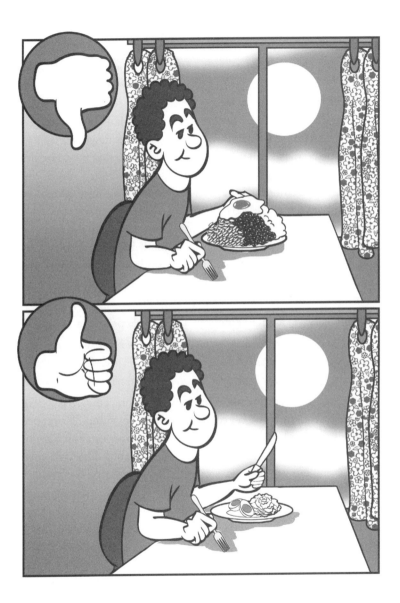

João prosseguiu:

— *Esse efeito das cetonas diminuindo o apetite é o mesmo das dietas de proteína? Mas ela não faz mal?*

— João, uma dieta sem carboidratos funciona principalmente por isso, mas há outros fatores, como o maior gasto calórico da digestão e do aumento do tempo de saciedade relacionado com o consumo de proteínas e gorduras. A questão da eficiência para a perda de peso de uma dieta cetogênica (como a de proteína) não é questionada, mas sim sua sustentabilidade e efeitos na saúde em longo prazo. Dietas proteicas prolongadas dificultam a função intestinal, pioram o humor, o perfil do colesterol e o hálito, diminuem a energia para a atividade física, e em geral são abandonadas após algum tempo[81-83]. A restrição de carboidratos e a indução da cetose são ferramentas úteis entre as possibilidades de tratamento da obesidade, da resistência à insulina e da síndrome metabólica, mas a inclusão de alimentos essenciais, como frutas, grãos, cereais e leguminosas, é fundamental em algum momento.

Mariana ouvia atentamente. Foi a vez de ela perguntar:

— *Levando em consideração o que o sr. disse sobre o café da manhã, é melhor, então, que o conteúdo de proteína seja elevado? Isso aumentaria a saciedade? Esse café da manhã americano com ovos e bacon não faz mal à saúde?*

— Um estudo comparando um café da manhã com 13 g × 35 g de proteína mostrou que o grupo com maior consumo de proteína teve mais saciedade ao longo do dia, incluindo menor atividade nos centros da fome até a noite[84,85]. Um café da manhã à base de ovos e *bacon* é rico em proteína, mas repleto de calorias, sódio e gordura saturada (especialmente o *bacon*). Então, o benefício da saciedade prolongada pode ser anulado pelo aumento do risco de hipertensão arterial, alteração nos lipídios, excesso de sódio, substâncias provenientes do processamento, etc. Melhor fazer outra opção. Há farta evidência sobre os benefícios do consumo de cálcio para a perda de gordura corporal. Queijos magros e iogurtes são ricos em proteína e cálcio, não têm quantidade expressiva de gordura, sódio ou calorias, e constituem uma adição importante ao café da manhã[86,87].

— *Mas aí meu intestino não funciona... E as frutas? O pão?*

— Precisamos de cerca de 30 g de fibras ao dia, e o café da manhã é uma das refeições onde o consumo de fibras é tradicionalmente alto. A aveia é rica em betaglucanos, substâncias que aumentam a saciedade[88]; os cereais integrais, incluindo o pão integral, ajudam o controle do colesterol[89], e as frutas têm uma variedade grande de substâncias que são benéficas para a saúde, entre antioxidantes, fibras, vitaminas e minerais[90]. O ideal é combinar todas essas características, com um café da manhã rico em proteínas, cálcio, frutas e cereais.

— Sim, vi que o senhor optou por uma fatia de pão integral com *cottage*, meio mamão com granola e um iogurte integral. Não teria sido melhor o *light*? *Alimento light pode ser ruim para a saúde*?

— Existem estudos mostrando que a ingestão de adoçantes causa retração do metabolismo e aumento da fome, pelo menos em ratos. Essas pesquisas indicam que, talvez, uma indústria bilionária se apoie em uma falsa premissa: a de que o alimento *light* ajuda a emagrecer[91,92]. Contudo, nem todo alimento *light* tem essa característica por substituir açúcar por adoçante. De acordo com o órgão regulador brasileiro, a Anvisa, um alimento pode ser "reduzido ou *light*" em valor energético, açúcares, gorduras totais, gorduras saturadas, colesterol e sódio.

Entre outros critérios, para um alimento ser considerado reduzido ou *light* é necessária uma redução de, no mínimo, 25% no valor energético ou no conteúdo do nutriente objeto da alegação, em relação ao alimento de referência ou convencional.

O problema é que muitas vezes o consumo de alimentos light aumenta o apetite ou reduz o tempo de saciedade, induzindo a alimentações mais frequentes e/ou em maior quantidade. Nesse caso, qual o sentido em usá-los?

Mariana continuou:

— *E qual a diferença do light para o diet? O diet pode ser ruim também?*

— Ainda segundo a Anvisa, *diet* são os alimentos especialmente formulados ou processados, nos quais se realizam modificações no conteúdo de nutrientes a fim de atender às necessidades nutricionais de pessoas em condições metabólicas e fisiológicas específicas, como, por exemplo, diabéticos e hipertensos.

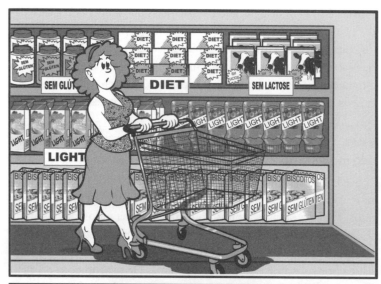
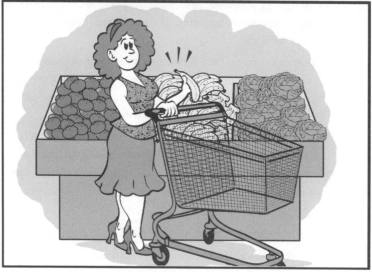

Nem tudo que é *diet* é *light*, ou seja, um chocolate *diet* pode ser isento de açúcar para ser usado em diabéticos, mas rico em gorduras e calorias. Então, é importante ficar atento às informações nutricionais do rótulo.

João interveio:

— *Como ler corretamente aquele quadrinho das informações nutricionais?*

João, o mais importante é ver, no início do quadro, a quantidade da porção que se refere à análise discriminada. O conteúdo de um pacote não é necessariamente o conteúdo analisado de uma porção. Isso pode dar confusão, e a pessoa acaba comendo mais do que deve. Por exemplo, se um saquinho de biscoitos tem 100 g, e no rótulo aparece "apenas 100 Kcal por porção", isso não quer dizer que tem 100 Kcal no saquinho. Checando o quadro informativo, é possível saber quantos biscoitos contêm 100 Kcal. Em geral, muito menos do que há no saquinho. O exemplo dos biscoitos serve para outros alimentos.

Novamente, segundo a Anvisa, esse seria um modelo de quadro de informações nutricionais:

MODELOS DE ROTULAGEM NUTRICIONAL

Informação nutricional (Porção g ou mL – medida caseira)		
Quantidade por porção		% VD*
	kcal = kj	
Valor energético		
Carboidratos	g	
Proteínas	g	
Gorduras totais	g	
Gorduras saturadas	g	
Gorduras trans	g	Não declarar
Fibra alimentar	g	
Sódio	mg	
"Não contém quantidade significativa de (valor energético e/ou o(s) nome(s) do(s) nutriente(s)" (Esta frase pode ser empregada quando se utiliza a declaração nutricional simplificada)		

* % Valores Diários com base em uma dieta de 2.000 kcal ou 8.400 kj. Seus valores diários podem ser maiores ou menores dependendo de suas necessidades energéticas.

Fonte: Agência Nacional de Vigilância Sanitária (www.alimentos@anvisa.gov.br)

Já estava quase na hora do almoço. O tempo voa. Comecei a tentar fechar o livro.

— Bom, Mariana e João, vamos fazer um pinga-fogo para terminar? O que acham?

Os dois se entreolharam.

— OK – concordaram, em uníssono.

— Então começamos pela Mariana, depois será a vez do João, e vamos assim por mais umas cinco perguntas.

— Ô, Dr. Gusmão – interpelou João.

— Que foi, João? – perguntei.

— Cinco, não! Porque aí a Mariana vai fazer três, e eu, duas – disse, rindo.

Rimos todos. Esse João...

— Ok, seis perguntas, então!

Mariana foi a primeira a perguntar
— O que o sr. acha da tapioca?

— Com a moda das dietas sem glúten, a tapioca passou a marcar presença nas prateleiras de cozinhas do Sul e Sudeste, e fazer parte do cardápio das mais diversas classes sociais. Comer tapioca com mel e queijo de manhã agora é chique e *detox*. Então, tá.

Tapioca não tem glúten, nem gordura, realmente. Mas também não tem fibra ou proteína. Em 30 g de tapioca hidratada, cerca de 25 g são carboidrato (amido) de rápida absorção, e o restante é água.

Já falei sobre o índice glicêmico (IG). A batata-doce tem um IG de 45, e a tapioca tem mais do que o dobro, sendo considerada um alimento de *alto* índice glicêmico.

Não precisa cortar a tapioca completamente, mas misture um pouco de farelo de aveia, ou adicione *cottage* ou frango desfiado, ou ainda uma clara de ovo em vez de mel ou manteiga, para reduzir um pouco a velocidade de digestão, e, portanto, baixar o índice glicêmico.

Fica o alerta pra quem acha que "tapioca emagrece"!

Olhei para o João. Ele pensou um pouco e disparou:

— Voltando ao início do livro... Afinal, *ovo faz mal para a saúde?*

O consumo de ovos sempre fez parte de nossa dieta. A clara do ovo é rica em albumina (proteína de alto valor), e, se a gema tem calorias e gordura saturada, também tem lecitina – que compõe uma enzima essencial na formação de HDL colesterol (dito "bom") e no transporte reverso da gordura da parede dos vasos para o fígado, para metabolização e eventual excreção. Não há associação entre o consumo de ovos e doença cardiovascular em pacientes saudáveis. Nos diabéticos, há indicação de que possa haver esse risco, possivelmente pelo efeito inflamatório do excesso de açúcar no sangue que essa doença causa[93,94].

Virei minha atenção para a Mariana:

— Humm... Minha tia tem divertículos no intestino e proibiram-na de comer pipoca. *Quem tem diverticulose não pode comer semente nenhuma?*

— Uma coisa é a doença diverticular, ou diverticulose, outra a diverticulite. A formação de sacos de projeção (divertículos) da mucosa intestinal para fora da parede constitui a doença diverticular. A inflamação de um ou mais divertículos, a diverticulite.

Por muito tempo se considerou que o consumo de sementes de difícil digestão, com casca, ou o uso de sementes oleaginosas e milho de pipoca poderiam aumentar o risco de diverticulite se uma ou mais dessas sementes se alojasse em um ou mais sacos diverticulares no intestino. Contudo, todas as tentativas de validar essa hipótese por meio de estudos falharam, então hoje o consumo de sementes é considerado seguro na diverticulose. Contudo, em caso de crise de diverticulite, uma dieta sem resíduos se faz necessária, e aí se incluem fibras insolúveis e cascas de sementes. Ou seja, a doença diverticular não evolui para diverticulite pelo consumo de fibras insolúveis ou sementes. Pelo contrário, a doença tem causas múltiplas, mas entre elas está o baixo consumo de fibra na dieta. Não obstante, durante uma crise de diverticulite devem-se evitar fibras[95,96]. Nesse contexto, acho importante lembrar a importância da realização da colonoscopia, um exame feito por um gastroenterologista especializado, no qual é feita uma inspeção desde o reto até a porção final do intestino delgado (íleo). A colonoscopia é recomendável para qualquer pessoa acima dos 50 anos. Histórico de câncer ou polipose intestinal familiar abreviam essa idade para 40 anos. O procedimento é realizado sob sedação e de forma ambulatorial, e pouco tempo depois dele a pessoa examinada já pode ir para casa. Como se sabe, quanto mais cedo for descoberto algum problema, mais chances de cura. Vejo muitas pessoas negligenciarem esse exame.

> **A barriga é formada pelas calorias que você ingeriu sem precisar.**

Por desconhecimento, por achar que o desconforto será grande, ou por terem medo de que algo seja descoberto. Isso pode custar muito caro[97-99].

Passei a bola para o João:

— Vai, João! A antepenúltima pergunta do livro é...

— *Fazer abdominais todos os dias vai me ajudar a perder a barriga?*

— Pergunta clássica, hein, João?

Comecemos pelo conhecimento do que representa a gordura abdominal – mais conhecida por "barriga".

A barriga é uma reserva estratégica de mantimentos. Uma poupança. É formada pelas calorias que você ingeriu sem precisar. A gordura abdominal pode estar superficial, na região subcutânea, ou profunda, nas vísceras. A quantidade de gordura profunda é mais relevante para a ocorrência de doenças metabólicas e cardiovasculares do que a superficial, e métodos de mensuração, como a ultrassonografia, permitem fazer uma relação entre a quantidade subcutânea e visceral de gordura, que pode ser útil na avaliação do risco do aparecimento das doenças mencionadas.

Quanto aos exercícios abdominais, eles ajudam a saúde e o emagrecimento globalmente, mas não têm efeito localizado. Alguns trabalhos envolvendo treinamento intenso em apenas um membro mostram que há aumento de massa muscular relevante, mas apenas perda muito discreta de gordura no membro treinado em comparação ao outro[100].

Outro estudo mostra o aumento da densidade óssea no braço dominante de tenistas após a menopausa, o que reflete o efeito do

> **Contra a gordura localizada, saúde generalizada.**

impacto repetido na deposição de cálcio nos ossos[101], mas sem efeito na gordura.

Enfim, gerando intensidade (muito gasto energético), trabalhando múltiplas unidades motoras (músculos e nervos adjacentes) e observando as outras raízes da saúde, como estresse, alimentação e descanso, suas chances de perder as gorduras localizadas aumentam muito. Ou seja, contra a gordura localizada, saúde generalizada.

Mariana, a penúltima!

— Minha última, não é, Dr. Gusmão? Ai, vou pensar...

Então vai você, João.

— Impressionante, não é, doutor? As mulheres têm sempre que ter a última palavra.

— Não, João – respondi. A última é sempre nossa: "Sim, senhora!"

Rimos.

— Bem – disse João. – Essa vai ser minha última pergunta para o livro, então... já sei:

— *Beber vinho faz bem ou mal para a saúde?*

— João, essa sua pergunta acaba de responder a uma que eu ia lhe fazer.

— *Qual?* – perguntou, intrigado.

— Se você tinha lido meu primeiro livro. Agora já sei que não, já que essa resposta está lá.

João franziu a testa, com uma cara de quem tinha sido pego no flagra.

Mariana abriu os braços, como quem diz: "Está vendo só?".

— João – disse eu, – não tem problema. Você lê se e quando tiver vontade, mas essa pergunta não vale, faça outra.

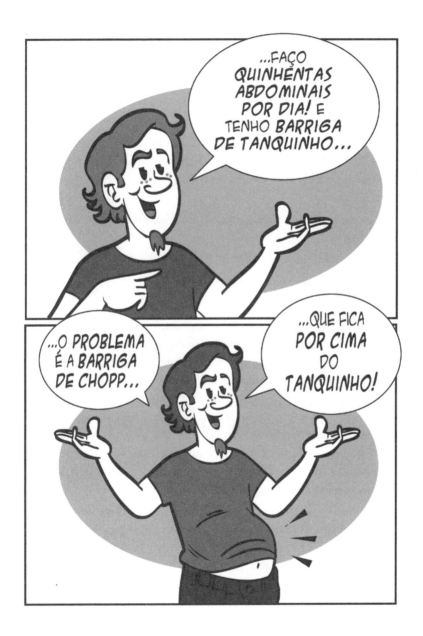

— Caramba, Dr. Gusmão! Me pegou, hein? Essa semana foi puxada, mas o livro está lá na minha mesa de cabeceira, vou ler logo que der.

— João, se você acha que será importante para você, leia. A proatividade é um hábito, e o adiamento diminui a força *da* vontade. Como digo no livro, a procrastinação é o cupim da determinação.

João coçou o queixo. Alguns segundos depois, disparou:

— Então vou reformular, Dr. Gusmão. Eu gosto de cerveja, mas já me disseram que dá mais barriga, e que vinho é melhor. *Afinal, beber vinho é melhor para a saúde do que beber cerveja? Cerveja dá mais barriga?*

— Ei, ei! – a Mariana chamou a atenção, rindo. – Duas perguntas, não vale!

João capitulou:

— Tudo bem, Mariana, está valendo!

Eu continuei:

— Quem ingere bebida alcoólica precisa saber que o mais importante é beber com moderação. Isso equivale a duas unidades de álcool ou 16 g por dia para homens, e uma unidade ou 8 g por dia para mulheres. Uma taça de 125 mL de vinho tem entre uma e duas unidades, e uma cerveja pequena (300 mL), com baixa concentração de álcool, tem em torno de uma unidade. Não é recomendada a ingestão de quantidades maiores do que três a quatro unidades/dia para homens e duas a três para mulheres. Episódios de consumo maiores do que isso devem ser acompanhados de abstenção por pelo menos 48 horas, para desintoxicação do corpo.

Dito isso, há muito mais evidência científica a favor do vinho do que da cerveja. A presença de substâncias antioxidantes, como taninos, quercetina e resveratrol, está associada a benefícios cardiovasculares[102-104]. Já a cerveja tem uma quantidade razoável de silicone, o que teoricamente aumentaria a densidade óssea e poderia ter uma ação preventiva na osteoporose[105] – e, claro, pelo cereal contido, contém relevantes quantidades de ácido fólico e vitaminas do complexo B, mas nada além disso.

Quanto à confrontação direta, estudiosos já até compararam os hábitos dietéticos e o tipo de alimento ingerido entre bebedores de vinho *versus* bebedores de cerveja, e chegaram à conclusão de que os apreciadores da bebida à base de uva ingerem mais vegetais, carnes magras e frutas do que os seus pares cervejeiros. Esses registram um consumo maior de açúcares, refrigerantes e salgadinhos[106].

Para completar sua resposta, existe um único estudo comparando o aumento de circunferência abdominal e a relação cintura/quadril entre bebedores de vinho e de cerveja. Segundo essa análise, a cerveja aumenta a relação, e o vinho, não[107].

— Então, troco pelo vinho — decidiu João.

— Isso é com você. De modo geral, as evidências demonstram que os hábitos associados à bebida alcoólica e à quantidade de álcool consumido importam mais para a saúde do que o tipo específico de bebida ingerido[108,109]. Então, se você inserir a cerveja em outro contexto, e aproveitar toda a nossa conversa para iniciar uma trajetória diferente da atual, não creio que haverá problemas.

— *Eu sofro de muitos gases, Dr. Gusmão. O que fazer para aliviar esses sintomas pra lá de desagradáveis?*

— Mariana, esse problema é extremamente comum e causa desconforto em uma grande parcela da população.

"Quando alguns tipos de carboidratos chegam ao intestino grosso, são fermentados por bactérias da flora normal dessa porção digestiva, produzindo hidrogênio. Uma parte desse hidrogênio é expelida na forma de metano e outra como sulfeto de hidrogênio, que tem um cheiro característico e bem ruim[110].

Há situações em que esses carboidratos não estão bem digeridos quando entram em contato com essas bactérias. Isso pode acontecer porque há deficiência enzimática para a quebra desses nutrientes (intolerância), ou porque há um desequilíbrio na flora intestinal (disbiose) e uma grande quantidade de bactérias produtoras de hidrogênio está indevidamente no intestino delgado (SIBO, do inglês *small intestine bacterial overgrowth*, ou supercrescimento bacteriano do intestino delgado)[111].

Seja por uma ou outra razão, o resultado será o mesmo: fermentação e produção de gases excessiva, podendo gerar distensão, cólicas e constrangimentos.

Os carboidratos que estão ligados a esse processo são os açúcares fermentáveis – monossacarídeos, como a frutose, dissacarídeos, como a lactose, e oligossacarídeos, como a rafinose e a estaquiose; e os polióis, como o xilitol e o sorbitol. O estudo da influência desses carboidratos no aparecimento de sintomas como gases, e até no intestino irritável, levou à criação de um acrônimo (palavra formada por iniciais de outras) para representá-los: FODMAP[112].

Fermentáveis
Oligossacarídeos
Dissacarídeos
Monossacarídeos e
Polióis

"O 'A' que estaria depois do 'M', que significaria '*and*', ou 'e', e se perdeu na tradução para o português.

É improvável que todos os carboidratos incluídos no acrônimo estejam causando problemas, e a detecção de qual ou quais estão gerando sintomas é complexa. Testes de emissão de hidrogênio são demorados, e testes sanguíneos são limitados. O mais fácil é fazer uma alimentação pobre nessas substâncias, com auxílio profissional, e depois reintroduzi-las aos poucos, como se faz na investigação de alergias alimentares.

Surgiu então a dieta pobre em FODMAPs (LFD), que obtém excelentes resultados tanto em desconfortos mal definidos quanto em diagnósticos de síndrome do cólon irritável[113].

Na prática, devem ser removidas fontes concentradas de frutose, lactose, e pequenos açúcares de algumas fontes de vegetais, frutas, cereais e adoçantes.

A seguir, há uma lista dos alimentos a serem evitados, por terem alta concentração de FODMAPs. Lembrando que *isso é uma estratégia para quem tem problemas com gases, e não para a população geral*. Existem alimentos importantes na tabela que não devem ser evitados desnecessariamente.

TABELA DE ALIMENTOS A SEREM EVITADOS

Muita frutose	Muita lactose	Oligossacarídeos	Polióis
Frutas – maçã, manga, pera, melancia, cerejas *Adoçantes* – frutose, refrigerantes com xarope concentrado de frutose, frutas secas, suco de frutas (da maioria) Mel e glicose de milho	*Laticínios* – leite de vaca, cabra, ovelha, iogurte, sorvete cremoso, *cottage* e ricota (opções de laticínios sem lactose não entram na lista)	*Fruto-oligossacarídeos (FOS)* – cebola, alho, aspargos, beterraba, brócolis, chicória, couve e repolho, berinjela. Trigo e centeio *Galacto-oligossacarídeos (GOS)* – Feijões, grão de bico e lentilha	*Frutas* – pêssego, nectarina, abacate, ameixa *Vegetais* – couve-flor, cogumelos, milho *Adoçantes* – sorbitol, manitol, xilitol

Além da formulação de uma dieta específica, o uso de lactobacilos ou probióticos também é recomendado, e há estudo recente demonstrando eficácia similar entre a dieta pobre em carboidratos da tabela e o uso de lactobacilos *rhamnosus*[114].

Exemplo de uma dieta LFD

Café da manhã:
Pão sem trigo ou centeio (pode ser um sem glúten) com azeite, ou batata doce com *cottage lac free*.
Uma banana com uma colher de sopa de farelo de aveia.

Almoço:
Frango, carne, peixe ou ovos, arroz integral ou batata baroa ou inhame, salada de alface e tomate, cenoura e azeitonas.

Durante a tarde:
Tapioca com clara de ovo, peito de peru.
Água de coco.

Jantar:
Omelete de queijo *lac free* ou *cream-cheese* com tomate.
Batata-doce ou inhame ou arroz integral.
Alface e cenoura.

> **Uma zona de conforto é como uma poltrona macia colocada em cima de areia movediça.**

Esse cardápio foi apenas um exemplo. As quantidades não foram colocadas, pois variam de caso a caso. Esse processo deve ser acompanhado por profissional qualificado, que fará as reinserções alimentares possíveis ao longo do tempo e após o desaparecimento dos sintomas.

— Satisfeita, Mariana?

— Muito, Dr. Gusmão. Mas não sobrou muita coisa para comer nessa alimentação, não é?

— Sim, Mariana, a alimentação de quem está passando por distúrbios digestivos pode ficar limitada por algum tempo, mas, como já disse, muitos dos alimentos inicialmente removidos serão reinseridos.

— *Então, acabou?* – perguntou Mariana.

— *Show*! Eu estou supersatisfeita!

— Creio que sim – respondi. – Vocês foram sensacionais! O livro fluiu, e tenho certeza de que vocês fizeram as perguntas que muita gente gostaria de fazer. Tenho certeza de que ajudará muita gente!

— Assim como nos ajudou, doutor. Pelo menos a mim – disse João. – Minhas dúvidas me induziam a permanecer na minha zona de conforto. Meu ceticismo me paralisou.

— O ceticismo jamais deve ser paralisante, e sim motivador. A paralisia é ume espécie de zona de conforto. Uma poltrona macia que está sobre um poço de areia movediça. Você está aconchegado, mas afundando. No meu primeiro livro procurei motivar, dar uma base científica e motivacional para

> **Se o conhecimento teórico resolvesse sozinho, não haveria tantos médicos precisando reformular seus hábitos.**

> **Se a sua saúde está se deteriorando e você não faz nada por medo de errar, já está errando.**

a quebra da inércia e a busca da saúde como veículo condutor da felicidade, da interação plena e satisfatória com a vida. Neste, espero agregar informações mais objetivas, do dia a dia, adicionando conhecimento a quem já está motivado a mudar. Se o conhecimento teórico resolvesse sozinho, não haveria tantos médicos precisando reformular seus hábitos de vida. Mas uma pessoa determinada e bem informada tem a faca e o queijo na mão.

— Queijo branco, não é, doutor? – ironizou João.

Rimos todos.

— Sim, doutor – argumentou João. – Mas, na dúvida, é melhor não fazer nada, não é? Melhor do que errar.

— Se a sua saúde está se deteriorando e você não faz nada por medo de errar, já está errando. Busque conhecimento, orientação, e tente, jogue no ataque, busque o gol. O medo de errar é um erro, assim como o medo de envelhecer envelhece e o medo de engordar engorda. O medo de adoecer adoece, o medo da morte limita a vida. Se quiser temer alguma coisa, tema o medo.

Quanto aos erros, eles fazem parte de nossa bagagem. São consequências inevitáveis da vida dos que tentam. Como dizia o escritor inglês George Orwell, "experiência é simplesmente o nome que damos aos nossos erros...

Outro grande escritor, o irlandês James Joyce, dizia que "erros são portais das descobertas.

> **Quanto aos erros, eles fazem parte de nossa bagagem. São consequências inevitáveis da vida dos que tentam.**

E seu compatriota, George Bernard Shaw, já citado, afirmava: "Uma vida cometendo erros é mais honrada do que uma vida não fazendo nada."

Mariana lacrimejava. Veio em minha direção e me abraçou.

João olhou de longe, mãos nos bolsos, sorriso no rosto.

— Está na hora de ir. Tenho muito trabalho pela frente, compilar as informações, costurar e revisar o texto, pegar as referências – expliquei.

Levaram-me até a porta.

Entrei no elevador, acenei, a porta fechou.

Mas, antes mesmo de começar a descer, Mariana colocou o rosto na janelinha da porta:

— Doutor, só mais uma dúvida?

Ri muito.

— Fala, Mariana!

O elevador começou a descer.

Já do andar de baixo, pude ouvi-la:

— Comer carboidrato à noite engorda?

Antes que eu pudesse falar algo, ouvi a voz do João:

— Quem tem cálculo renal pode tomar leite e comer queijo?

Comecei a rir, e do décimo andar até o térreo, pude ouvir a voz dos dois:

— **É verdade que soja faz mal para a tireoide?**

— **As sementes germinadas são mais saudáveis? Por quê?**

— **O que é pior, manteiga ou margarina?**

— Se eu estiver lesionado e não puder fazer ginástica, como fazer para não engordar?

— Transgênicos fazem mal à saúde?

— Aquela casquinha preta do alimento torrado pode causar câncer?

— É verdade que legumes congelados têm mais vitaminas que os frescos?

— O plástico do copo pode contaminar o café?

— E o alumínio, os alimentos?

— Frigideiras de cerâmica são melhores do que de inox?

— Ovos podem ficar na porta da geladeira?

— Se meu ferro estiver baixo, o que comer?

Entendi a mensagem.

Em "Saúde: O maior dos prazeres", não escrevi "Fim", escrevi "Início".

Então, mantendo a linha...

Só mais uma dúvida, doutor?

Volume 1

REFERÊNCIAS

1. Bird SP, et al. Effects of liquid carbohydrate/essential amino acid ingestion on acute hormonal response during a single bout of resistance exercise in untrained men. Nutrition 2006, volume 22, issue 4, pages 367-375.
2. Bryner RW, et al. Effects of resistance vs. aerobic training combined with an 800 calorie liquid diet on lean body mass and resting metabolic rate. J Am Coll Nutr 1999;18(2):115-121.
3. DeBusk RF, et al. Training effects of long versus short bouts of exercise in healthy subjects. Am J Cardiol 1990;65(15):1010-1013.
4. Quinn TJ, et al. Two short, daily activity bouts vs. one long bout: are health and fitness improvements similar over twelve and twenty-four weeks? J Strength Cond Res 2006;20(1):130-135.
5. Jakicic JM, et al. Prescribing exercise in multiple short bouts versus one continuous bout: effects on adherence, cardiorespiratory fitness, and weight loss in overweight women. International Journal of Obesity and Related Metabolic Disorders: Journal of the International Association for the Study of Obesity 1995;19(12):893-901.
6. Lin L, et al. Evidence of health benefits of canola oil. Nutr Rev 2013 71(6):370-385.
7. Zribi A, et al. Monitoring of quality and stability characteristics and fatty acid compositions of refined olive and seed oils during repea-

ted pan- and deep-frying using GC, FT-NIRS, and chemometrics. J Agric Food Chem 2014; 62(42):10357-10367.
8. Nigam P, et al. Effect of a 6-month intervention with cooking oils containing a high concentration of monounsaturated fatty acids (olive and canola oils) compared with control oil in male Asian Indians with nonalcoholic fatty liver disease. Diabetes Technol Ther 2014;16(4):255-261.
9. Narasimhulu CA, et al. Anti-atherosclerotic and anti-inflammatory actions of sesame oil. J Med Food 2015; 18(1):11-20.
10. Assunção ML, et al. Effects of dietary coconut oil on the biochemical and anthropometric profiles of women presenting abdominal obesity. Lipids 2009; 44(7):593-601.
11. Assunção ML, et al. Chronic inflammation as a determinant of future aging phenotypes. CMAJ 2013; 185(16):E763-770.
12. Chung SS, et al. Curcumin and epigallocatechin gallate inhibit the cancer stem cell phenotype via down-regulation of stat3-nfκb signaling. Anticancer Res 2015;35(1):39-46.
13. Whiting S, et al. Could capsaicinoids help to support weight management? A systematic review and meta-analysis of energy intake data. Appetite 2014;73:183-188.
14. Bazzano LA, et al. Intake of fruit, vegetables, and fruit juices and risk of diabetes in women. Diabetes Care 2008;31(7):1311-1317.
15. Nettleton JA, et al. Diet soda intake and risk of incident metabolic syndrome and type 2 diabetes in the multi-ethnic study of atherosclerosis (MESA). Diabetes Care 2009;32(4):688-694.
16. Apovian CM. Sugar-sweetened soft drinks, obesity, and type 2 diabetes. JAMA 2004;292(8):978-979.
17. Hooper L, et al. Effects of chocolate, cocoa, and flavan-3-ols on cardiovascular health: a systematic review and meta-analysis of randomized trials. Am J Clin Nutr 2012;95(3):740-751.
18. Shrime MG, et al. Flavonoid-rich cocoa consumption affects multiple cardiovascular risk factors in a meta-analysis of short-term studies. J Nutr 2011;141(11):1982-1988.
19. Tverdal A. Boiled coffee consumption and the risk of prostate cancer: follow-up of 224,234 Norwegian men 20-69 years. Br J Cancer 2014 Dec 23.

20. Inoue M, et al. Influence of coffee drinking on subsequent risk of hepatocellular carcinoma: a prospective study in Japan. J Natl Cancer Inst 2005;97(4):293-300.
21. Grosso G. Association of daily coffee and tea consumption and metabolic syndrome: results from the Polish arm of the HAPIEE study. Eur J Nutr 2014 Nov 4 [Epub ahead of print].
22. Post-meal walking reduces blood glucose. Mayo Clin Health Lett 2013;31(12):4. Sem autores listados.
23. Nygaard H, et al. Slow postmeal walking reduces postprandial glycemia in middle-aged women. Appl Physiol Nutr Metab 2009;34(6):1087-1092.
24. Franke A, et al. Postprandial walking but not consumption of alcoholic digestifs or espresso accelerates gastric emptying in healthy volunteers. J Gastrointestin Liver Dis 2008;17(1):27-31.
25. Karnatovskaia LV, et al. Cardiac arrest in a 21-year-old man after ingestion of 1,3-DMAA-containing workout supplement. Clin J Sport Med 2015;25(1):e23-25.
26. Farup J, et al. Whey Protein supplementation accelerates satellite cell proliferation during recovery from eccentric exercise. Amino Acids 2014;46(11):2503-2516.
27. Hansen M, et al. Effect of whey protein hydrolysate on performance and recovery of top-class orienteering runners. Int J Sport Nutr Exerc Metab 2014, Jul 14. [Epub ahead of print].
28. Jakubowicz D, et al. Incretin, insulinotropic and glucose-lowering effects of Whey Protein pre-load in type 2 diabetes: a randomised clinical trial. Diabetologia 2014;57(9):1807-1811. doi: 10.1007/s00125-014-3305-x. Epub 2014 Jul 10.
29. Daly RM, et al. The effects of Whey Protein on cardiometabolic risk factors. Obes Rev 2013;14(4):324-343.
30. Coker RH, et al. Whey Protein and essential amino acids promote the reduction of adipose tissue and increased muscle protein synthesis during caloric restriction-induced weight loss in elderly, obese individuals Nutr J 2012;11:105.
31. Burke DG, et al. Effect of creatine supplementation and resistance-exercise training on muscle insulin-like growth factor in young adults. Int J Sport Nutr Exerc Metab 2008;18(4):389-398.

32. Benton D, et al. The influence of creatine supplementation on the cognitive functioning of vegetarians and omnivores. Br J Nutr 2011;105(7):1100-1105.
33. Drion II, et al. Considerations when using creatinine as a measure of kidney function. Ned Tijdschr Geneeskd. 2013;157(38):A6230.
34. Lugaresi R, et al. Does long-term creatine supplementation impair kidney function in resistance-trained individuals consuming a high--protein diet? J Int Soc Sports Nutr 2013;10(1):26.
35. Kley RA, et al. Creatine for treating muscle disorders.Cochrane Database Syst Rev 2013;6:CD004760.
36. Stergiopoulos K, et al. Anabolic steroids, acute myocardial infarction and polycythemia: a case report and review of the literature. Vasc Health Risk Manag 2008;4(6):1475-1480.
37. Søndergaard EB. Characteristics and outcome of patients with heart failure due to anabolic-androgenic steroids. Scand Cardiovasc J 2014;48(6):339-342.
38. Vanberg P, et al. Androgenic anabolic steroid abuse and the cardiovascular system. Handb Exp Pharmacol. 2010;(195):411-457.
39. Socas L, et al. Hepatocellular adenomas associated with anabolic androgenic steroid abuse in bodybuilders: a report of two cases and a review of the literature. Br J Sports Med 2005;39(5):e27.
40. Jeukendrup AE. Carbohydrate intake during exercise and performance. Nutrition 2004;20(7-8):669-677.
41. Melby CL, et al. Effect of carbohydrate ingestion during exercise on post-exercise substrate oxidation and energy intake. J Sport Nutr Exerc Metab 2002;12(3):294-309.
42. Konig D, et al. Postprandial substrate use in overweight subjects with the metabolic syndrome after isomaltulose (Palatinose™) ingestion. Nutrition 2012;28(6):651-656.
43. Pequignot JM, et al. Catecholamine-fuel interrelationships during exercise in fasting men. Journal of Applied Physiology 1980;48(1):109-113.
44. Dohm GL, et al. Metabolic responses to exercise after fasting. Journal of Applied Physiology 1986;61(4):1363-1368.
45. Galbo H, et al. The effect of fasting on the hormonal response to graded exercise. J Clin Endocrinol Metab 1981;52(6):1106-1112.

46. Van Proeyen K, et al. Beneficial metabolic adaptations due to endurance exercise training in the fasted state. Journal of Applied Physiology 2011;110(1):236-245.
47. Steptoe A, et al. The effects of acute psychological stress on circulating inflammatory factors in humans: a review and meta-analysis. Brain Behav Immun 2007;21(7):901-912. Epub 2007 May 1.
48. Kop WJ, et al. Effects of acute mental stress and exercise on inflammatory markers in patients with coronary artery disease and healthy controls. Am J Cardiol 2008;101(6):767-773.
49. Johnson TV, et al. Systematic review of the evidence of a relationship between chronic psychosocial stress and C-reactive protein. Mol Diagn Ther 2013;17(3):147-164.
50. Kulovitz MG, et al. Potential role of meal frequency as a strategy for weight loss and health in overweight or obese adults. Nutrition 2014;30(4):386-392.
51. Leidy HJ, et al. The effects of consuming frequent, higher protein meals on appetite and satiety during weight loss in overweight/obese men. Obesity (Silver Spring) 2011;19(4):818-824.
52. Campbell WW, et al. The effect of eating frequency on appetite control and food intake: brief synopsis of controlled feeding studies. J Nutr 2011;141(1):154-157. doi: 10.3945/jn.109.114389. Epub 2010 Dec 1.
53. Mansueto P, et al. Non-celiac gluten sensitivity: literature review. J Am Coll Nutr 2014;33(1):39-54.
54. Gerbault P, et al. Evolution of lactase persistence: an example of human niche construction. Philos Trans R Soc Lond B Biol Sci 2011;366(1566):863-877.
55. Nilsson M, et al. Glycemia and insulinemia in healthy subjects after lactose-equivalent meals of milk and other food proteins: the role of plasma amino acids and incretins. Am J Clin Nutr 2004;80(5):1246-1253.
56. Unsworth DJ, et al. Food allergy testing. Adv Clin Chem 2014;65:173-198.
57. Anagnostou K, et al. Active management of food allergy: an emerging concept. Arch Dis Child 2014 Nov 5. [Epub ahead of print].

58. ALLSA POSITION STATEMENT. ALCAT and IgG Allergy & Intolerance Tests. http://www.allergysa.org/pdfs/intolerance_tests.pdf
59. Spigset O, et al. Fortnightly review: drug treatment of depression. BMJ 1999;318(7192):1188-1191.
60. Frieling H, et al. Value of genetic and epigenetic testing as biomarkers of response to antidepressant treatment. Int Rev Psychiatry 2013;25(5):572-578.
61. Singh AB, et al. Antidepressant pharmacogenetics. Curr Opin Psychiatry 2014;27(1):43-51.
62. Frank E, et al. Efficacy of treatments for major depression. Psychopharmacol Bull 1993; 29(4):457-475.
63. Valim V, et al. Effects of physical exercise on serum levels of serotonin. Rev Bras Reumatol 2013;53(6):538-541.
65. Chaouloff F et al. Physical exercise and brain monoamines: a review. Acta Physiologica Scandinavica, volume 137, Issue 1, pages 1-13, September, 1989.
66. Zhai L, et al. Sedentary behaviour and the risk of depression: a meta-analysis. Br J Sports Med 2014 [Epub ahead of print].
67. Shevchuk NA. Adapted cold shower as a potential treatment for depression. Med Hypotheses 2008;70(5):995-1001.
68. Dubois O, et al. Balneotherapy versus paroxetine in the treatment of generalized anxiety disorder. Complement Ther Med 2010;18(1):1-7.
69. Shabbir F, et al. Effect of diet on serotonergic neurotransmission in depression. Neurochem Int 2013;62(3):324-329.
70. Coppen A, et al. Treatment of depression: time to consider folic acid and vitamin B12. J Psychopharmacol 2005;19(1):59-65.
71. Odegaard AO, et al. Breakfast frequency and development of metabolic risk. Diabetes Care Oct 2013; 36(10):3100-3106.
72. Horikawa C. Skipping breakfast and prevalence of overweight and obesity in Asian and Pacific regions: a meta-analysis. Prev Med 2011;53(4-5):260-267.
73. Cahill LE, et al. Prospective study of breakfast eating and incident coronary heart disease in a cohort of male US health professionals. Circulation 2013;128(4):337-343.

74. Levitsky DA, et al. Effect of skipping breakfast on subsequent energy intake. Physiol Behav 2013;119:9-16.
75. Zilberter T, et al. Breakfast: to skip or not to skip. Front Public Health 2014;2:59.
76. Cleator J, et al. Night eating syndrome: implications for severe obesity. Nutr Diabetes 2012;2:e44.
77. Okamoto E, et al. Evaluation of the health check up and guidance program through linkage with health insurance claims. J Natl Inst Public Health 2013;62(1):13-30.
78. Scharrer E, et al. Control of food intake by fatty acid oxidation and ketogenesis. Nutrition 1999;15(9):704-714.
79. Barnosky A, et al. Intermittent fasting vs daily calorie restriction for type 2 diabetes prevention: a review of human finding. Transl Res 2014;164(4):302-311.
80. Azevedo FR, et al. Effects of intermittent fasting on metabolism in men. Rev Assoc Med Bras 2013;59(2):167-173.
81. Kwiterovich PO Jr., et al. Effect of a high-fat ketogenic diet on plasma levels of lipids, lipoproteins, and apolipoproteins in children. JAMA 2003;290(7):912-920.
82. Cox PJ, et al. Acute nutritional ketosis: implications for exercise performance and metabolism. Extrem Physiol Med. 2014;3:17.
83. Brinkworth GD, et al. Long-term effects of a very low-carbohydrate diet and a low-fat diet on mood and cognitive function. Arch Intern Med 2009;169(20):1873-1880.
84. Leidy HJ, et al. Beneficial effects of a higher-protein breakfast on the appetitive, hormonal, and neural signals controlling energy intake regulation in overweight/obese, "breakfast-skipping", late-adolescent girls. Am J Clin Nutr 2013;97(4):677-688.
85. Wan S, et al. High-protein breakfast promotes weight loss by suppressing subsequent food intake and regulating appetite hormones in obese chinese adolescents. Horm Res Paediatr 2014 Jun 11.
86. Zemel MB, et al. The role of dairy foods in weight management. J Am Coll Nutr 2005;24(6 Suppl):537S-46S.
87. Shanhar DR, et al. Dairy calcium intake, serum vitamin D, and successful weight loss. Am J Clin Nutr 2010;92(5):1017-1022.

88. Rebello CJ, et al. Acute effect of oatmeal on subjective measures of appetite and satiety compared to a ready-to-eat breakfast cereal: a randomized crossover trial. J Am Coll Nutr 2013;32(4):272-279.
89. Kristensen M, et al. Whole grain compared with refined wheat decreases the percentage of body fat following a 12-week, energy--restricted dietary intervention in postmenopausal women. J Nutr 2012;142(4):710-716.
90. Slavin JL, et al. Health benefits of fruits and vegetables. Adv Nutr 2012;3(4):506-516.
91. Swithers SE, et al. Adverse effects of high-intensity sweeteners on energy intake and weight control in male and obesity-prone female rats. Behav Neurosci 2013;127(2):262-274.
92. Smithers SE, et al. High-intensity sweeteners and energy balance. Physiol Behav 2010;100(1):55-62.
93. Zazpe I, et al. Egg consumption and risk of cardiovascular disease in the SUN Project. Eur J Clin Nutr 2011;65(6):676-682.
94. Shin JY, et al. Egg consumption in relation to risk of cardiovascular disease and diabetes: a systematic review and meta-analysis. Am J Clin Nutr 2013;98(1):146-159.
95. Tarleton S, et al. Low-residue diet in diverticular disease: putting an end to a myth. Nutr Clin Pract 2011;26(2):137-142.
96. Wede T, et al. Anatomy and pathogenesis of diverticular disease. Chirurg 2014;85(4):281-288.
97. Nishihara R, et al. Long-term colorectal-cancer incidence and mortality after lower endoscopy. N Engl J Med 2013;369(12):1095-1105.
98. Levin B, et al. Screening and surveillance for the early detection of colorectal cancer and adenomatous polyps, 2008: a joint guideline from the American Cancer Society, the US Multi-Society Task Force on Colorectal Cancer, and the American College of Radiology. Gastroenterology 2008;134(5):1570-1595.
99. Kaess BM, et al. The ratio of visceral to subcutaneous fat, a metric of body fat distribution, is a unique correlate of cardiometabolic risk. Diabetologia 2012;55(10):2622-2630.
100. Kostek MA, et al. Subcutaneous fat alterations resulting from an upper-body resistance training program. Medicine & Science in Sports & Exercise (Impact Factor: 4.46). 07/2007;39(7):1177-1185.

101. Sanchis-Moysi J, et al. Inter-arm asymmetry in bone mineral content and bone area in postmenopausal recreational tennis player. Maturitas 2004;48(3):289-298.
102. Artero A, et al. The impact of moderate wine consumption on health. Maturitas 2015;80(1):3-13.
103. Lippi G, et al. Moderate red wine consumption and cardiovascular disease risk: beyond the "French paradox". Semin Thromb Hemost.2010;36(1):59-70.
104. De Gaetano G, et al. Wine and cardiovascular disease. Nutr Metab Cardiovasc Dis 2001;11(4 Suppl):47-50.
105. Caseu TR, et al. Silicon in beer and brewing. Journal of the Science of Food and Agriculture, February 2010; DOI: 10.1002/jsfa.3884
106. Johansen D, et al. Do wine drinkers eat healthier than beer drinkers? A cross sectional study of 3(1/2) million purchases in Danish supermarkets-secondary publication. Ugeskr Laeger 2007;169(9):823-826.
107. Dunca BB, et al. Association of the waist-to-hip ratio is different with wine than with beer or hard liquor consumption. Atherosclerosis risk in communities study investigators. Am J Epidemiol 1995;142(10):1034-1038.
108. Arranz S, et al. Wine, beer, alcohol and polyphenols on cardiovascular disease and cancer. Nutrients 2012;4(7):759-781.
109. Chiva-Blanch G, et al. Effects of wine, alcohol and polyphenols on cardiovascular disease risk factors: evidences from human studies. Alcohol 2013;48(3):270-277.
110. Gibson GR, et al. Alternative pathways for hydrogen disposal during fermentation in the human colon. Gut 1990;31:679-683.
111. Quigley EM. Small intestinal bacterial overgrowth: what it is and what it is not. Curr Opin Gastroenterol 2014;30(2):141-146.
112. Goebel-Stengel M, et al. Malabsorption of fermentable oligo-, di-, or monosaccharides and polyols (FODMAP) as a common cause of unclear abdominal discomfort. Dtsch Med Wochenschr 2014;139(24):1310-1314.
113. Roest RH, et al. The low FODMAP diet improves gastrointestinal symptoms in patients with irritable bowel syndrome: a prospective study. Int J Clin Pract 2013;67(9):895-903.

114. Pedersen N, et al. Low FODMAP diet vs Lactobacillus rhamnosus GG in irritable bowel syndrome. World J Gastroenterol 2014;20(43):16215-16226.

Apêndice

PARA QUEM QUER SABER MAIS

Nesta seção, vou elaborar um pouco algumas respostas, acrescentando um conteúdo mais técnico para os interessados.

Evidências Científicas

Quando falei do grau de confiabilidade das respostas, comentei que a opinião de um *expert*, isoladamente, tinha seu valor, mas comparado com os outros níveis, não apresentava grau de evidência expressivo.

Vamos, então, aprofundar mais essa explicação. Falar dos outros níveis, ou graus de evidência.

Há várias maneiras de dispor os graus de evidência:

Escadas, camadas, pirâmides. O que importa é que haja uma sequência hierárquica, do menor para o maior ou vice-versa.

Gosto do modo da pirâmide. No topo, o maior grau de evidência, e daí para baixo, níveis menores.

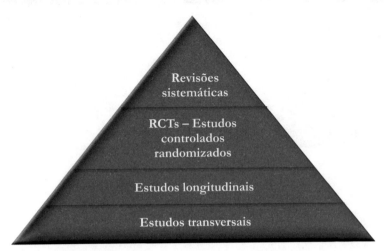

Revisões sistemáticas

Compreendem um levantamento de todos os estudos feitos sobre um determinado tema e a apresentação de seus resultados. Um tipo especial de revisão sistemática é a meta-análise, que, partindo dessa compilação, avalia a metodologia de cada estudo e dá tratamento estatístico aos resultados. Esse tipo de revisão costuma diminuir a confusão causadas por pesquisas com conclusões diferentes sobre uma mesma questão. Por exemplo, se a substância X é eficaz no tratamento da doença Y. Alguns estudos mostram que sim, outros que não. A meta-análise compara todos, seus rigores metodológicos e coloca os resultados em perspectiva estatística, aumentando o grau de confiabilidade da resposta à questão, seja ela positiva, negativa ou inconclusiva.

Estudos randomizados e controlados (RCTs)

Falando em rigor metodológico, o principal objetivo de uma metodologia é eliminar variáveis, ou elementos contaminantes que podem influenciar no resultado final. Se o paciente sabe que está recebendo uma medicação em teste para uma determinada situação, pode ficar sugestionada a responder de forma diferente do que se não souber. Da mesma forma, o pesquisador que observa o resultado e está testando a substância, ciente que a mesma está sendo utilizada no indivíduo observado, pode ter sua impressão influenciada. Daí o chamado estudo duplo cego, que é uma maneira de eliminar essas variáveis. Nem o observador nem o observado sabem se a substância utilizada é a que está sendo testada ou se é inerte, um placebo. Só uma outra pessoa da equipe, que forneceu a substância, sabe, pelo seu código, se ela é placebo ou não. Isso também deve ser feito aleatoriamente, por sorteio, caracterizando a randomização, e dificultando mais a contaminação do resultado. Não pode ser conferido a ninguém o poder de decidir quem vai usar a medicação testada e quem não vai. Isso é sorteado. Enfim, esses são dois exemplos, mas outras maneiras de controle e rigor metodológico são usadas, sempre com o objetivo de extrair o resultado mais fidedigno possível.

Estudos longitudinais (ou horizontais)

Como o próprio nome diz, observam por longo tempo, por vezes décadas, um grupo de estudo visando estabelecer respostas com mais profundidade. Por exemplo, o efeito da caminhada nos níveis de colesterol em homens com mais de 50 anos, ao longo de 20 anos.

Estudos transversais

Estudos transversais observam um momento.

Se o estudo longitudinal é um filme, o transversal é como um retrato. Dando o mesmo exemplo, seria como comparar o efeito de dois meses de caminhada no nível de colesterol entre homens de mais de 50 anos. Haveria um grupo-controle, que não caminharia, e outro fazendo o exercício, e em um determinado momento (retrato) as diferenças seriam analisadas.

Opinião do expert
Relato de caso

Experiência de um único caso, sem um grupo-controle, ou a opinião com base na experiência tem lá seu valor, mas não pode ser comparadas às respostas obtidas por pesquisas com muito mais rigor metodológico. Relatos de casos e opiniões podem ser fundamentadas em um número pequeno de ocorrências, e quando isso é levado a análise estatística, perde o valor.

Cabe ao estudante e ao profissional sempre valorizar estudos e pesquisas de alto grau de evidência científica e rigor metodológico, e aos pacientes, não acreditarem em tudo o que leem e buscarem orientação de quem sabe diferenciar informação séria de "achismo".

Aeróbico × anaeróbico

Nossas células musculares precisam de energia para sua contração. Essa energia pode ser obtida de forma mais imediata, mas por curto período de tempo (até 2 minutos), e sem a utilização de oxigênio. Essa maneira de obtenção de energia é denominado anaeróbica, ou "sem oxigênio". Contrações musculares rápidas, explosivas, arranques, arremessos, corridas curtas, saltos e exercícios pliométricos usam prioritariamente esse tipo de energia. Caracteristicamente, a liberação de energia é pequena, obtida rapidamente, mas às custas da produção de ácido lático.

Se o exercício se mantém, nosso corpo começa a fazer uso de suas reservas de gordura, carboidratos e aminoácidos, e *com* a participação do oxigênio (portanto, aeróbico), produz energia de forma mais vagarosa, porém eficiente e sem a liberação de substâncias tóxicas. Vale lembrar que a glicose é necessária nos dois modos, aeróbico ou anaeróbico.

Segue um quadro com as principais diferenças entre o fornecimento de energia aeróbico e anaeróbico:

AERÓBICO	ANAERÓBICO
• Requer a presença de moléculas de oxigênio	• *Não* requer a presença de moléculas de oxigênio
• Ocorre no citoplasma celular e nas mitocôndrias	• Ocorre somente no citoplasma celular.
• As moléculas de glicose são completamente oxidadas	• As moléculas de glicose são parcialmente oxidadas (reduzidas)
• A quantidade de energia liberada é grande (38 ATPs)	• A quantidade de energia liberada é pequena (2 ATPs)
• Produto final não é tóxico: água, gás carbônico e energia	• Produto final tóxico: nas células musculares, ácido lático
• Pode ocorrer por período prolongado	• Não pode ocorrer por períodos prolongados.
• Reação química resumida $C_6H_{12}O_6 + 6O_2 \rightarrow 6CO_2 + 6H_2O$ + + 38 ATPs	• Reação química resumida $C_6H_{12}O_6 \rightarrow 2C_3H_6O_3$ (lactato) + + 2 H_2O + 2 ATPs

Creatina

É um composto de aminoácidos que tem a função de formar reserva de fosfatos na forma de fosfocreatina e melhorar a ressíntese de ATP a partir de ADP (traduzindo, disponibilizar mais energia).

A creatina é uma substância presente no peixe, frango, mas principalmente na carne. Aliás, seu nome vem do grego *creas*, que significa carne. Além das fontes dietéticas, a creatina pode ser sintetizada a partir dos aminoácidos arginina, metionina e glicina. No fígado, rins e pâncreas (olha aí mais um *crea* – pâncreas significa "todo carne").

Nossos movimentos musculares partem inicialmente da utilização da fosfocreatina em um sistema de energia denominado fosfagênio (gênese de fosfato), através da reação CrP + ADP *creatinofosfoquinase* → Cr + ATP. A suplementação de creatina, portanto, aumenta a quantidade de creatina disponível dentro da musculatura para se ligar a fosfatos (P) e assim aumenta a energia disponível para contrações que utilizam esse sistema de energia, de disponibilidade rápida, mas pouco duradoura. Por isso, a creatina é usada preferencialmente para auxiliar a *performance* de exercícios anaeróbicos, de explosão muscular e curta duração, onde o sistema fosfagênio é usado em grande magnitude. Não há evidência de benefício concreto do uso da creatina para exercícios mais prolongados e de energização predominantemente aeróbica.

Há diversos tipos de creatina no mercado, mas até hoje não há estudo mostrando vantagem de formas mais sofisticadas e caras como creatinas alcalinas ou associadas à ésteres sobre a tradicional creatina mono-hidratada. O uso de doses de ataque, com quatro doses diárias de 5 g por cinco a sete dias também já foi questionado, e o uso mais conservador de doses diárias demora um pouco mais, mas também alcança boa saturação de creatina intramuscular. Aliás, aí está um aspecto interessante. A creatina passa bem do sistema digestivo para o sangue, mas encontra alguma dificuldade ao tentar penetrar a célula muscular, sobretudo pelo fato de ser uma molécula grande, e precisar da insulina para auxiliar a sua passagem. Já foram usadas doses medonhas de dextrose, 75 g ou mais, na tentativa de alcançar o maior pico de insulina possível, mas não faz sentido tomar 300 Kcal de açúcar puro, elevando a insulina e também a glicemia, como todos os problemas que isso pode acarretar, só que a creatina tenha disponível mais insulina para servir de taxi. Afinal, o treino tem um efeito semelhante à insulina, com a mobilização para a periferia da célula de transportadores (GLUT4 primariamente), então, a creatina ingerida próximo ao horário do treino (logo antes e/ou logo depois) já será mais bem absorvida pelo tecido muscular. Com relação à insulina, estudos comprovam que a combinação de aminoácidos com glicose tem um efeito similar ou até maior na produção de insulina do que a ingestão de uma quantidade brutal de glicose pura. Assim, a tradicional reposição de carboidratos, o uso de aminoácidos e o próprio treino aumentam a captação de creatina pela célula muscular.

Por último, até hoje não conseguiram inventar uma creatina líquida estável. Então, até segunda ordem, a creatina mono-hidratada micronizada em pó ainda tem o melhor custo/benefício para aqueles que têm indicação de usá-la, seja para prática desportiva ou para algum dos usos clínicos citados antes.

Lembrando que todo suplemento deve ser prescrito por profissional especializado.

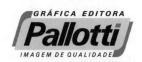

www.graficapallotti.com.br
(51) **3081.0801**